先生、歯がキレイだと人生もうまくいくのですか？

磯部 知巳

カナリアコミュニケーションズ

はじめに

「歯があなたの人生をつくる」

歯の寿命と動物の寿命はリンクします。ですから、歳を表す漢字「齢」の偏は「歯偏」になるのです。

野生の動物は厳しい環境で生きています。歯がなくなり食べることができなくなると、栄養不良で死が訪れます。

私たち人間は、歯がなくなるとすぐに死に至るわけではありませんが、噛めなくなると様々な障害が起きます。

咀嚼と脳の関係がよく言われているように、噛まなくなると、脳の活動が鈍くなり、認知症になります。やがて寝たきりになれば介護が必要となり、人としてのＱＯＬ（生活の質）はどんどん低下してしまいます。

脳は、メンタルを含めて身体のあらゆる機能の司令塔、命の源であるといえる存在です。

虫歯や歯周病で歯がなくなると、どんどん咀嚼できなくなってしまいます。また、自分の歯があっても、メンテナンスをきちんとしなければ、虫歯になったり歯周病に侵されたりして歯が抜けるなど、機能しなくなります。

脳に重大な影響を及ぼす咀嚼。虫歯一本でもおろそかにできないことを、私はこの本で多くの方にお伝えしたいのです。

生活習慣病と歯周病との関係も研究の成果で明らかになっています。

歯の管理を心がけることは、あらゆる疾病の予防につながるのです。昔の人は「長

寿は歯から」と言いました。

丈夫な歯を生涯使える人が、健康で良い人生を送れるのです。

ブラッシングが不十分、義歯（入れ歯）の洗浄が不十分で口の中が不潔だと、口腔内の細菌が気管から肺へ容易に入り込み肺炎を起こし、亡くなるケースがあることがわかっています。日本人の死因の上位には肺炎が挙がっています。これは誤嚥による誤嚥性肺炎が一番の原因です。免疫力が弱い高齢者は、特に気をつけなければなりません。

健康だけではなく、歯の健康は美にも関係してきます。よく噛むことによって顔の筋肉も鍛えられるため、口元にもハリが出て若々しく見えるようになります。口元一つで顔の印象が変わります。歯で若返ります。エイジングケアができます。

また、歯がキレイだと自分自身にも自信が持てるようになり、人との関係も、仕事もうまくいくようになると私は信じています。そのような方をたくさん見ているからです。

歯があなたの人生をつくるといっても過言ではないのです。

今、この本を読もうとしている方には、心から感謝しています。なぜなら自分でチャレンジしようとしているからです。

歯医者に行きたくない！という思いに、あえてチャレンジするあなたの思いや気持ちが、きっと人生を素敵なものに変えていくことになるでしょう。

デンタルライフクリニック院長
磯部知巳

目次

第3章・幸せになるための（幸せを引き寄せるための）習慣を作り出す方法

第4章・自分でつかみに行くという考え方（依存を断ち切る）

第1章

あなたの意識が人生をつくり蘇らせる

1-1 歯医者に行くメリット

自慢げに、「歯なんて痛くなったことがないから、歯医者に行ったことがないよ」、「歯医者は、私は嫌いだから行かない！行きたくないんです！」と言う人がいます。

私はそういう人に出会うと、「可哀想な方だな〜自分のことを大事にしていなくて」と残念に思います。健康も人生も放棄しているように思えて仕方がありません。

歯の健康は体の健康のプラチナチケットです。

毎食後にブラッシングしている人でさえも虫歯になったり、いろいろな不具合を生じたりする場合もけっこう多いのです。歯医者に行かなくて、一生、歯が全く虫歯にならず、歯周病にもならない！なんていうことはありえません。

「はじめに」でも言いましたが、噛めなくなることで認知症になったり、体の調子が悪くなったりすることさえあります。「歯医者に行かない＝歯の手入れをしない」というのは、想像以上にデメリットが大きいのです。
例えば、虫歯の治療を以前したから大丈夫、痛くないから大丈夫と思われている方、本当に大丈夫でしょうか。被せている所の深部で虫歯が進行していることもあります。何らかの理由で歯を抜き、歯がなくなっていても、そのまま放置している人がいますが、噛み合わせがだいぶ狂っていますよ。

よくあることですが、歯周病が、目には見えない奥歯で進行していることもあります。「ちょっとぐらぐらする！」、「歯茎が腫れぼったい！」なんていう症状があるにも関わらず放置していたら、いずれ、抜かなければならない時がやってきます。そうなる前に、早期に治療する必要がありますね。それには、歯科医院に検診に行かれることも大切です。

治療が終了して、何年も歯科医院に行かれない方は本当に多いのです。放置したために、ひどくなってからやっと来る患者さんも決して少なくないのです。

全く歯医者に行かないのは問題外ですが、定期的なチェックに行かない方も、ようやく歯医者に行こうと思った時には、歯や歯茎の状態がひどく、痛いばかりではなく、通院回数も増え、大がかりな治療を要するため治療費もかさむというデメリットが大きいのです。

1-2　なぜあなたは歯医者に行けないのか？

さて、歯医者に行くのが嫌だ、どうも苦手だという人は結構多いと思います。

ところで、なぜあなたは歯医者に行けないのでしょうか？

それは、歯医者に対する悪いイメージが刷り込まれてしまったのかもしれません。

子どもの頃に歯医者に行って、痛かった、先生や親に叱られて嫌な思いをしたというトラウマから来るのかもしれません。

また、大人になってから行ったとしても、「歯医者に行くと痛い思いをするから嫌だ」、「白衣が怖い、医者を前にするとうまく話せない」、「あの歯医者の独特な臭いが嫌」・・・・・etcと、自分が勝手に作り上げたイメージがあるせいで、歯医者に行けなくなっているのではありませんか。

私は患者さんの心の問題にも目を向けて治療を行っています。

昭和30~40年代の昔の歯医者と今の歯医者とでは、ずいぶん違います。昔のような、暗く陰湿なクリニックは、今やほとんどありません。エステサロンのようなキレイな医院さんも多いのです。

独特な臭みもなくなりました。アロマを焚いているところもありますよ。

麻酔も進歩しました。細く切れの良い注射針を使うことにより、施術の痛みはかなり軽減されています。

歯を削る器械も大いなる進歩を遂げています。「キーン」というタービンの音は小さくなりました。回転トルクも高いので痛くなく歯が削れるようになりました。

歯型をとる粘土のようなものは、チェリーなどのフレーバーが付いています。「おいしい!」と言う人もいるぐらいですよ。

怖い歯医者も減りました。今の開業医はほとんど優しい方ばかりです。そして、きちんと説明をしてくれます。

歯医者に行けない、あまり行きたくない！という方は〝まず行ってみる〟ことをお勧めします。

もし、その歯科医院があなたに合わなければ治療を断ればいいのです。あなたにリスクはありません。

もし、行くことができないなら、自分はなぜ歯医者に行けないのか？　継続することができないのか？理由をぜひ挙げてみて下さい。そうすることで今まで漠然としていたあなたの歯医者に対するイメージがはっきりします。具体的に理由が分ればそれに対処する方法を見つけたり、歯医者に相談したりすることもできるようになります。

さらに歯医者の見方を変えてみると良いでしょう。

歯医者はあなたをいじめるところではなく、あなたの歯の健康を回復し、体の不調を改善してくれるところ、あなたの人生にとっては必要不可欠な場所なのです。もし、自分の中に歯医者に行きたくないという、「駄々っ子」がいたら、自分で教育しましょう。

歯医者は自分の健康のために良いところ。いつまでも逃げていてはダメ!!

歯の健康が保たれないと、人生も変わってしまいます。逆に歯医者に行くことで良い人生にも変われるはずです!

①まずは歯医者に行ってみよう
②なぜ歯医者に行くのが嫌なのか？続かないのか？理由を考えてみよう
③歯医者の見方を変えてみよう

この３つで、歯医者に行き続けることができるようになります。


また、人生もこういう流れで考えることを提案します。

歯医者に行くことと人生をコントロールしていくことは、結構似ていると私は考えています！

歯がキレイになると、あなたの人生が変わります。

例えば、実現したい夢があったとします。しかし、なかなか踏み出せない。

こんな時も、

①まず少しでも動いてみる、人に会って相談してみる
②継続できない、前に進めない理由を考えてみる
③見方を変えてみる

例：本当は医者になりたかったのに、自分はもう夢を見られない。
⇩
病気にならないような食事のアドバイスをする人になろう（夢の見方を変える）。
こんな風に3つのルールで考えたり、行動したりすることで、あなたの夢もどんどん叶うことでしょう。

1-3
意識が体（細胞）を活性化する

よく火事場の馬鹿力と言います。あれは、危機的状態になった時に思いもしない力が出ることですが、普段であれば考えられない力が出ることは、本当に人間にはあります。

一つの例として、皆さんも感じたことがあると思いますが、空腹状態で机に向かい何かの仕事の締め切りに向かったら、頭が冴え集中できて素晴らしいものが完成した！ということはありませんか？あれも一種の火事場の馬鹿力です。

もともとマラソンもそうですね。ギリシャの兵士が、同胞の勝利を伝えるためにマラトンという都市からアテネまで全力で約40㎞走って絶命したと言い伝えられています。これも馬鹿力です。普通では考えられない力を発揮したのです。

危機的状態に陥ると、ある遺伝子がオンになり、思いもしない力が出るのだと言われています。滝行をしても寒中水泳をしても、心臓マヒが起きたり風邪をひいたりしないのは不思議議ですが、そういうことはいくらでもあるのです。

風邪などは良い例です。「ああ、喉が痛いな」、「頭が痛いな」、「なんか熱っぽいな」、「あれー風邪かな」と思えば、症状はどんどん悪化していきます。

「確かに喉は痛い→私の体の優秀な白血球は喉のバイキンと戦い勝利する→そして症状は回復し健康になる」

と考えれば、調子はどんどん良くなるのです。

実際に私はこれを実践しています。私は思考で健康を維持しているのです。風邪もインフルエンザも十年以上罹っておりません。

このように、意識が細胞を活性化する遺伝子を刺激してスイッチをオンにし、体を正常な状態に戻してしまうのです。

人には、もともとものすごく高い自然治癒力が備わっています。私たちはこの世に生命を受けた時から、病気が治るように遺伝子的にプログラムされているのです。

病は治るようになっているのです！

しかし、本来の自然治癒力があるにもかかわらず、衣食住の問題などがあり、様々な因子がじゃまをして自然治癒力が落ちてしまうのです。自然治癒力をマイナスから0に戻すことが必要なのです。

野生動物も同じです。野生動物は、怪我しようが何しようが放っておいても治ります。

しかし、飼われてしまうと弱くなります。野生の強さがなくなるのです。

戦場で戦う兵士などが風邪をひくということはめったにありません。生命の危機感が、自然治癒力を最大限に上げているからです。

自分の意識で脳に指令を送り、遺伝子のスイッチをオンにして、体の様々な状態を正常に戻したり、必要な力を出したりすることが人はできるのです。

ぜひ、意識して遺伝子のスイッチをオンにし、細胞をどんどん活性化して、体を健康にして下さい。

1-4 アレルギーも思考が原因？

アレルギーは、自分で自分を責めた結果によって起きるものです。あくまで仮説ですが、「自分に◯◯された、やられた〜」という思考があると、症状が起きやすくなると考えられます。臨床的には、被害者意識の多い方にアレルギーが多く見られるようです。

自分の例を挙げると、以前、花粉症がひどかったのですが、◯◯されたという思考を修正したところ、症状はピタッと止まりました。それ以降の再発は認められません。

これからも症例を増やしていきたいと考えています。

多分、花粉のように、体の表面についたものに対するアレルギー症状の改善の方が早いでしょう。金属やアスベストなど、体の深部に入り込んだものに対しては時間がかかるかもしれません。
体にしみ込んだ異物を排除することで、おのずと治っていくのです。

1-5 歯と臓器の活性を高める（東洋医学的見地から）

人間をミクロな単位ごとに観察や診断をして治療をしていく立場の西洋医学に対し、東洋医学は、人間を常に一つの有機体として見なし、その有機体全体のバランスを見据えた上で病気を捉えていくという立場です。私たちの体は、単なるモノとしての集合体の集まりではなく、エネルギー体です。私は広く人間を一つの「エネルギー体」として捉えていくという見方をしています。

身体の働きは、それぞれが複雑に組み合わさって全体が機能しています。

ある部分のトラブルが、思わぬところに症状を起こす場合もしばしばあります。そのため、生命全体をトータルで診ることが大変重要だと考えています。

東洋医学では、人間の体全体の情況を推し測る重要な概念に「気」があります。血液やリンパ液のように体内を巡っているエネルギーのようなものですが、目には見えない、しかし様々な作用を人間に及ぼすものです。

この気の流れる道筋を「経絡（けいらく）」と呼んでいます。

東洋医学では、「気の流れを良くする」あるいは「悪い気の流れを改善する」ことが最大の目標の一つなのです。

例えば病気になり体調不良があれば気の流れは悪くなるし、患者さんに自覚症状がない場合や血液など他の検査でも異常がない時でも、どこかに問題があれば、気の流れの不調として現れてくるのです。もちろん、全身が健康であれば気の流れは大いに良くなります。私もこうした気の流れを良くする歯科医療ができれば素晴らしいことだと考えています。

さて、30ページの図に示すように、経絡を通じてそれぞれの歯が全身の臓器とつながっていることが知られています。上下八本の前歯は腎臓・膀胱と、下の大臼歯四本（親知らずは除く）は肺・大腸とそれぞれつながっています。こうしたことから全身の疾患の九割が歯と関連していると言われています。

虫歯による歯が痛む、しみるなどの刺激が、その歯が関連した臓器の異常をもたらします。逆に、関連する臓器の異常が、その歯の健康に悪影響を及ぼすとも考えられます。

特に、埋伏している（歯茎に潜っている）親知らず（智歯）は、経絡を乱すことが多いようです。上顎の親知らずの抜歯によって、長年の偏頭痛が劇的に改善した患者さんの例も多くあります。

ある患者さんは、脳神経外科、神経内科など医科的な診断や治療を受けましたが改善しなかったそうです。歯や噛み合わせが原因と思われたこの方は、インターネット検索にて私のクリニックへ来られました。

親知らずの抜歯後に劇的に症状が改善されました。

このように、経絡治療は歯の治療を通じて身体の他の部分の症状を改善するというケースが多くあります。

因みに、歯肉にも多くのツボがあります。これをマッサージして「糖尿病が軽快した」という実例もあります。

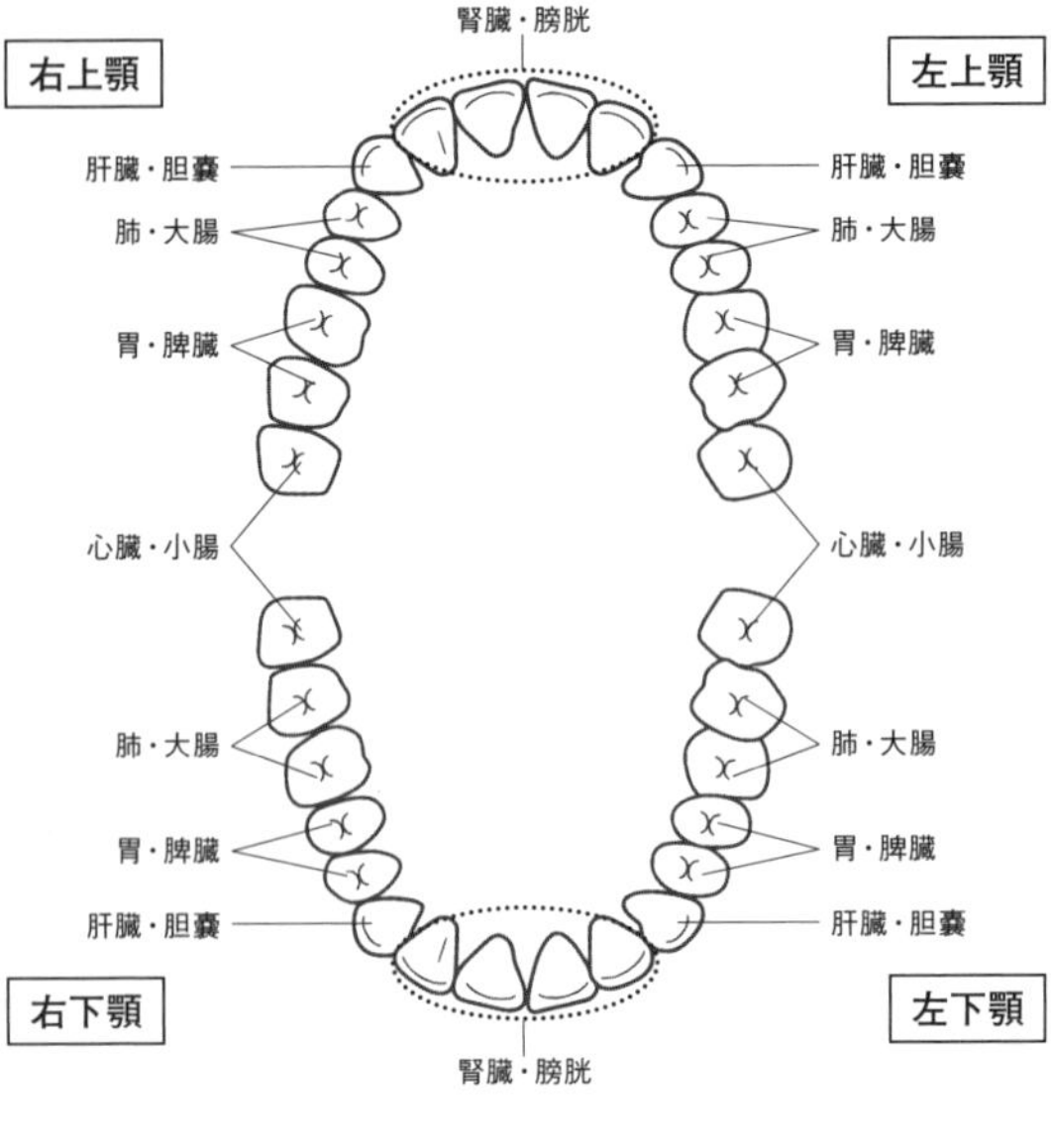

出典：トランスメディカより　改変

1-6 「量子論」による健康への誘い

体は突き詰めると、各組織、臓器は分子、原子、素粒子などからできていて、固有の振動数（リズム）で活動しています。

健康な時は規則正しいリズムをとっているのが、病気になると、この固有のリズムがとれません。簡単に言うと、リズムが狂うと病気になり、リズムを正すと治るのです。

では、なぜリズムが狂うのか？

人間の体をミクロレベルで見ると分子・原子の世界になります。原子は原子核とその周りを飛び交う電子から成り立っています。リズムが狂うとは、この電子の動きがおかしくなることを指します。それでは、電子の動きがなぜおかしくなってしまうのでしょうか。

それは、衣食住を含めた精神的および肉体的の多くのストレスです。最近はＰＣ、タブレット、スマートフォンなどの普及により、いたるところに電磁波がはびこっています。都会ではこれが結構強烈です。電磁波過敏症の人が増えているそうです。黄砂、ＰＭ2.5といった外来物質も多くなりました。これらの影響を複合的に受けているのです。

では、どのように正すのか？

固有振動数を修正する専用の器械があります。ドイツでは、これを積極的に取り入れて治療を行うクリニックが増えました。

このような理論をもとにした医学を「バイオレゾナンス医学」と言い、その理論、治療法は発展しつつあります。

また、「テラヘルツ療法」というものも進歩してきました。

疾患部位にテラヘルツをあてて細胞活性を促し、治癒を促進させます。

第2章

めんどくさい病にかかっていないか？

2-1

「めんどうだと」思う人は幸せにはなれない

何事もめんどくさいと思い、動けない人は、人生を放棄しているようなものではないでしょうか。やはり自分の夢を叶えたり、また仕事をするためには、めんどうではすまされませんし、何もできません。

本当に、何もかもがめんどうで無気力な状態が長く続く場合は、もしかすると「うつ状態」かもしれませんが、ほとんどの場合は、単なる口癖で「めんどくさい」と言っているだけではないでしょうか?

もし、あなたが「あーめんどくさい」と日頃たくさんつぶやいているのならば、今すぐその口癖をまずやめた方が良いでしょう。口癖をやめればめんどうではなくなり、動けるようになり、生活も変わります。人生も変わります!

特に、「歯医者に行くのがめんどうだ」と言う方は多いと思います。めんどうだと思うのは、歯医者に行く自分のメリットが感じられないからかもしれません。

歯医者に行くと自分はどうなるのか？どうなりたいのか？をきちんと一度、考えてみて下さい。歯をキレイにすれば健康も保たれますし、自信もつきます。この先もずっと自分の歯で噛むためのメンテナンスだと思い歯医者に行くなら、なおさら良いことであり、そういう考えを持てる人は素晴らしいと思います。

歯医者に行くのはあなたのためであり、それはめんどうなことではないはずです。あなたの体を愛していたわる大切な行為なのです。

人生の考え方にもこれと同じことが言えます。

①めんどうと言うのは単なる口癖と気づく
②口癖をやめ、イメージを変える
③自分はどうなりたいのか?自分のメリットは何か?をきちんと考えてみる

この3つの流れで、イメージを変え、またきちんとメリットを把握、意識することで、歯医者にも行けますし、良いスパイラルにもなり、人生も変わるのです。

「歯医者」という最も苦手なものを克服すれば、人生は変わります。

2-2 自分の意思と行動があなたの健康と人生を決める

人生を切り開くために必要なことは、意思とアクション（行動）です。自分に強い意思がある人は、行動力もあります。逆に何も考えていない人は、どんどん流されていきます。おそらく歯医者にもなかなか行かないのでしょう。そして高齢者に近づいた時には、歯がボロボロになっているのです。それでもあなたは本当に良いのでしょうか？

先ほども述べましたが、歯医者に行かない人は自分のことをあまり考えていない人です。大切にしていない人です。

今の自分や将来に渡っての自分の健康のことを考えられないのは、本当に残念なことです。健康を生涯に渡って考えていく際に必要なことは、今の自分、そして将来の自分の健康状態を具体的にイメージしてみることが大切です。

イメージすることが難しければ、どういう状態になりたいのか？ということからイメージしても良いと思います。


「自分の歯で死ぬまで噛みたい、皆と食事がしたい、会話を楽しみたい」

「死ぬまで食べられるようにしたい」…と希望を挙げてみて下さい。

そこから、「じゃー、そのためにはどうしたら良いのか？」を今度は考えるのです。

そうすると、きちんと毎日ブラッシングしよう、歯医者に行こう、悪いところはきちんと治そうとなり、行動に移していけると思います。

どんどんイメージすると意思が強固になり、行動に移せるようになります。

自分のなりたいイメージが浮かんできたら、言葉にして自分に言い聞かせましょう。

歯科医院に行った時、ドクターにそのイメージ、自分の希望を伝えて、その希望が叶う方法を提案してもらえば良いのです。

私のところに来られる患者さんは、最初は親知らずを抜きに来ただけだったり、根管治療だけだったりしていても、途中からどんどんこうなりたい!が出てきて、美の追求に行ってしまう方も少なくありません。矯正を始めたり、ホワイトニングをしたり、自ら積極的に治療を申し出るようになり、こちらが驚くこともあります。

行動すれば変わります。
本来の自分の希望や欲求と向き合いましょう。

2-3

噛めることが元気を作り、脳の機能も高める

～噛める人はいつまでも元気～

よく噛むことにより咀嚼筋（咀嚼に関わる筋肉）が活発に働き、電気信号が脳に伝わります。また、筋肉は収縮し、脳への血流が増え、脳が刺激されます。

咀嚼筋は脳への血流ポンプになります。脳は全身の臓器のなかで最も酸素の消費量が多く、言い換えれば活動には大量の酸素を必要とするということです。つまり、噛めば噛むほど酸素が供給されて脳が活性化され、認知症にならないというわけです。

咀嚼がきちんとできなければ、脳への刺激が少なくなり、機能が落ちて認知症になりやすく、鬱にもなりやすいというわけです。

また、咀嚼できなくなると唾液が出なくなってきます。

唾液には消化酵素の「アミラーゼ」が含まれており、デンプンを糖に変え、吸収しやすい形にしてくれます。それに加えて、唾液には免疫を担う物質がたくさん含まれています。その中の免疫「グロブリン」は体内に侵入した細菌の増殖を抑えてくれます。

さらに、「パロチン」というホルモンは傷ついた細胞を修復する作用があり、若々しい細胞を保つのに重要な働きを持っていることがわかっています。パロチンが通称〝若返りホルモン〟とも言われる所以です。

私は、これら唾液がもたらしてくれるホルモン全体を、その効能を強調する意味で〝魔法のホルモン〟と呼んだりしています。これはまさに、女性の美と健康には欠くことのできないホルモンです。

美しくなるには、噛めることが必須です。

逆に唾液が出にくくなるということは、これら様々なホルモンの量も少なくなるとりますいうことで、体の機能が衰え癌にもなりやすいし、メンタル的にもダウンしやすくなります。

このように、大切な役割を担っている「咀嚼」がちゃんとできなくなる原因には、歯が欠けている、虫歯がある、歯周病で歯が揺れている、痛い歯がある、歯茎が腫れている、入れ歯が合っていない、噛み合わせが悪いなど様々あります。

なかでも、一番咀嚼効率を落とすのは歯の欠損で、特に大臼歯。これが一本落ちると20％低下するとされており、二本で40％ですから、影響は大きいのです。

まずは、ない歯を補填することが大切で、義歯やインプラント治療によりしっかり噛めるようにします。

ただし「入れ歯」は実は、基本的に歯茎で噛むものです。歯茎の上に入れ歯を乗せて、自分の歯にバネをかけて使うのですが、実際に噛むのは歯茎です。歯茎の範囲が大きくなると、当然痛みが出やすくなります。これに対して、インプラントは人工歯根を骨に作って、その上に人工歯をはめ込むもので、噛むのは人工歯根です。両者の咀嚼効率（噛みやすさ）には大きな違いがあります。

認知症やその他エイジングケアを考えるなら、断然インプラントの方が優れていると言えるでしょう。

脳はメンタルを含めて身体のあらゆる機能を司ります。ここに重大な影響を及ぼす咀嚼。虫歯一本でもおろそかにできないのです。


噛めなくなると、確実にメンタルダウンします。噛めれば確実にやる気が出ます!!

2-4 先延ばし癖は大損する

先延ばしをしている人は、自分が嫌なことをずっと避けている人です。

歯が痛いけれど、そのうちに歯医者に行こうと思っていると、やがて痛くなくなります。それは神経が死んでしまった結果、痛くなくなったのであり、良くなったことでは決してありません。

「あっ大丈夫みたい」と勘違いして、ずっと歯医者に行かない人も多いのですが、放置すれば確実に歯がダメになっていくのです。

歯の場合は、特に先延ばしをすればするほど、後でリスクを背負います！痛いのであれば、早く歯医者に行った方が良いです。

人生においても、「そのうちにこうしよう！」、「ああしよう」と思っていて先延ばしにすると、タイミングを逃してしまい状況も変わり、夢が叶わなかった時には、大損する場合もあります。

例えば、近所のカルチャーセンターで、自分がとても興味のある講座を見つけて、来年になったら通おうと考えていても、その講座が来年何かの都合で終了してしまう、なんていうこともきっとあるでしょう。良い不動産物件であれば、数日単位で他の方に先に借りられてしまったなど、ちょっとしたタイミングで残念な結果になることはいくらでもあります。

やはり思い立ったが吉日なのです。

ふと「あの人に連絡してみよう」と思い電話してみたら、思わぬチャンスを頂けた！ということも意外と多いと思います。ふと思ったことをすぐ実行に移すことが人生をどんどん良い方向に変えていくと私は思っていますし、私の周りで成功している方を見ても、すぐ実行する方ばかりです。

嫌なことを先延ばしして避けている人は、後で大変なことになることもあるという
覚悟の上で、どうぞ先延ばしして下さい！

第3章

幸せになるための（幸せを引き寄せるための）習慣を作り出す方法

3-1 毎日しっかり正しい歯ブラシができれば成功する素質があるということ

あなたは1日に何回、歯を磨いていますか? 1日に3回、毎食後に磨いている習慣のある人は本当に素晴らしいと思います。

キレイな歯が維持しやすいのです。

キレイな歯は人を寄せつけます。

2回でも、きちんと磨けていれば良い方です。その方たちは、自分の歯を大切にしようとしています。自分の歯や健康のイメージを意識して、実行している人であると言えるでしょう。

毎日継続できるというのは、どんなことにおいても重要なポイントです。

歯を2回でも毎日、どんな日も欠かさず磨ける人は、何かにおいても成功する素質を持っているのです。

いろんな業界で成功している人を見ると、毎日の習慣や生活リズムを本当に大切にしている人が多い気がします。健康のために歩いたり、新聞をチェックし、時代の最先端にふれたり・・・・と、日々努力を惜しまない人は、必ず成功しています。

毎日歯を磨くのと同じように、自分の決めた習慣をぜひ増やして継続して下さい。

きっとその継続がいつか大きな力になり、あなたの人生を輝かしく変化させることになるでしょう。

3-2 なぜあなたは継続が苦手なのか?

~あなたが情けないわけでなく方法を知らないだけ~

感情に振り回されないことは非常に大切だと思います。

怒っても、泣いても良いんです。感情が無くては人ではありません。ただ、感情に振り回されないことが重要です。

そのことで大切な判断を誤ることがあってはいけません。

感情に振り回されないようにするということは、思考をコントロールすることです。

怒りを爆発させ、怒りの原因ばかりに思いを巡らせると、怒りは増大しますから、思考をコントロールして、すぐに次の仕事のことに切り替えて、それに向かうのです。

考えを修正する習慣を日頃から持つと、めんどうだという気持ちもなくなっていきます。淡々と、粛々と日々の仕事をこなせるのです。

修正の方法は難しくありません。

自分に優しく的確に語りかけるのです。

ぜひ歯医者に行く習慣、そして継続して通院する習慣も身につけてほしいと思います。


歯医者に無理なく行く方法の提案があります。


それは〝鏡〟を使う方法です。

自分をいたわるために毎日、鏡を見る！そして鏡を見ながら笑顔をつくる習慣にしてほしいのです。

何もためらうことなく歯を出して、思いっきり笑うのです。そうすると、もっと素敵な笑顔にしたいと思うようになります。

顔の表情も筋肉で作られますから、鍛えれば鍛えるほど笑顔が美しくなります。

楽しい、嬉しいと思う毎日になります。もちろん、鏡を見ながら自分の楽しい計画などをイメージしながら見るのが、より一層良いことです。

鏡を毎日見ることで結果、歯も大切にしたいと思うはずです。

あなたの大切な体の一部ですから。愛さずにはいられなくなります。そのためには歯医者に定期的に通おう！ということになり、良いスパイラルになるのです。

自分を愛して下さい！

ぜひ、毎日鏡を見て笑顔をつくる習慣をやってみて下さい。

1日30秒から1分で構いません！

自分の健康を守るため、良い人生をつくるために毎日1分の時間の投資はなんでもないことです！

あなたの素敵な笑顔が、周りの人も幸せにして人生が急展開します！

おまけですが、因みに、これでお金持ちになった人が結構いるみたいですよ。自己評価が上がるのでしょうね。

3-3 積極的に健康を作り出す習慣（あなたの思考が様々な病気を作る）

～心と体（歯も含め）のセルフメンテナンス～

「病は気から」とよく言われますが、あなたの思考が様々な病気を作り出します。また、あなたの言葉が病気を作り出すこともあると確証します。

子供に多く見られますが、本当はそんなに熱があるわけではないのに、今日は熱があるのでお休みします！と学校などに連絡すると、その後、本当に熱が出て寝込んでしまった、という経験をよく耳にします。

逆に、具合が悪いにもかかわらず、楽しいことに夢中になっているうちに、頭痛が治ってしまった、体の調子が良くなってしまったということもあるのではないでしょうか？

雅楽奏者の東儀秀樹さんは癌にかかりましたが、毎日楽しいことばかりを考えていたら、癌が治ってしまったそうです。

あなたの思考と言葉が体の調子とリンクしているのです。

それでも病気になってしまったらどうしたら良いのか？

もちろん、病院に行き治療はしなければなりませんが、その病気に対しての姿勢が重要です。

ケアはいいけれど、スケア（恐怖）は良くないのです。

病気になっても、「完全に治すぞ！」ということで頑張りすぎて、思考が頭の中で充満するとかえって良くありません。病状が進行し、悪化する方も多くいます。

むしろ病気と仲良くする、「一病息災」と昔からよく言いますが、共存するぐらいに考えた方が良いのです。

さて、では、病気にならない体になるにはどうしたら良いのでしょうか？

あなたの思考をコントロールすることが最も大切です。

日頃使う言葉も大切です。

否定的な言葉はなるべく避けましょう。「自分は健康である」というイメージを常にすることです。

例え、自分が高血圧の治療を受けているとしても、「私の体内の血液は最適の血圧で循環している」とイメージするのです。それを継続します。


目にするもの、耳にするものも大切です。

心が落ち着く絵画や写真を周りに置きましょう。

部屋を片付けましょう。

心をスッキリさせます。

ネガティブなニュースを見るのをなるべく避けましょう。

殺人事件や戦争のニュースはあなたに関係ありません。世の中にはこのようなニュースがあふれています。

国内初のジェット機の開発とか、天皇のパラオ訪問で国民に感謝を受けたことなど、グッドニュースに目を向けます。

人間の脳は良い事にフォーカスすることで、どんどん思考方法が変わります。

良質な音楽を聴きましょう。

モーツァルトは治癒効果が高いと言われています。心を落ち着かせるには最適です。テンションを上げてパワフルに仕事に臨む時などは、アップテンポの曲が良いですね。

自分の創造性を高め、枠を広げたい時はジャズが適していると思います。

自分の感覚の特性に注意しましょう。

人には、視覚タイプ、聴覚タイプ、触覚タイプがあります。

ビジュアルが気になるのが視覚タイプ、音が気になるのが聴覚タイプ、触る感覚が鋭敏なのが触覚タイプになります。どれが自分のタイプか感じてみましょう。

その特性を大切にして、自分にとって気分が優れるものを身近に置くと良いですよ。

マスメディアの情報を「全く正しい」と思わない。

もちろん正しい情報も多いでしょう。

必ず正しい情報が提供されているわけではありません。

「週刊〇〇」に書いてあったから、新聞の健康コラムに書いてあったからといって、これを盲信する人がいます。なかには、今かかっている先生の言っている事と違うといって、その先生を不信に思う方もいらっしゃいます。

客観的に考える癖をつけて下さい。本当は何か、真実は何かを求めてください。感情に流されるのは危険です。

そしてさらなるコツは、自分の**内臓をねぎらう**ことが大切だと私は思います。酒、タバコをなるべく控える、遅い時間に食べ物を口にしない、胃腸に負担をかけないために腹七分にする、時には断食する、コーヒーや紅茶などの嗜好品を避け白湯を飲む（内臓は水を必要としている）、睡眠不足な毎日にならないようにするなど、自分の体のためにいろいろできることはあるはずです。

「自分の体は自分で大切に管理する」ことが、病気にならないようにするには絶対必要なのです。

第4章

自分でつかみに行くという考え方（依存を断ち切る）

4-1 あなたが信頼できるドクターと共同で一生戦える歯と体をつくる

さて、あなたにとって名医とは、どんなドクターでしょうか?

医療技術に優れた医師であることは当然だと思います。口コミなどを通じてその名医の先生のもとを訪ねて、もちろん納得のいく診療を受けられた方も大勢いらっしゃると思います。しかし、そうでなかった方も結構いるのではないでしょうか。

そうです。ある人にとって名医であっても、必ずしも他の人にとっても名医とは限らないのです。

では、どのような医師を名医と呼んだら良いのでしょう。

私は「その人にとってベストな医師」が、その人にとっての名医だと思います。これは医師と患者さんとの相性によるものだと考えています。

「〇〇の名医」と銘打っている本や雑誌などがありますが、これは必ずしもあなたにとっての名医ではありません。参考程度と思って下さい。

医療技術が優れたドクターだけが名医ではありません。

人と人が関わるものですから、相性も大事だと考えます。

医療には診査、診断、施術、薬の処方などいくつものプロセスがありますが、これら一つ一つの技術も、患者さんとのコミュニケーションによって成り立ちます。また、医師と患者の間に人間性や価値観で合う、合わないがあるのです。

患者さんのなかにはどこで、どの医師に診てもらっても、同じように診てもらえると思ってらっしゃる方がいます。しかし、それは錯覚です。ドクターは、一人一人全く違います。技術面や性格面での相性というのが、大きく作用する場合もあるのです。

患者さんに聞いて分ったことですが、自分の症状や希望を伝えやすい医師と、そうでない場合があるそうです。医師とのそりが合えば自分の気分も良くなり、治療もスムーズにいきます。

相性が悪いと、その医師を信頼することができにくく、治療効果が上がりにくいことがわかっています。

「プラシーボ効果」というものがあります。これは、本当はただの糖衣錠でも、絶対に効くと思い服用すると、効いてしまうというものです。信頼できる医師に言われると、その効果は高まります。


私のクリニックには、関東の遠方から月に一回程度、二、三時間もかけて通って下さっている患者さんもいらっしゃいます。市内でも一時間位かけて通われる方は多くいらっしゃいます。その理由は、診療技術に信頼を頂いていることもありますが、やはり相性という点は大きいと考えています。

医師とは一生のお付き合いになることも多いと思います。相性が良ければ、あなたの歯や健康のためになる、本当に心強い味方になってくれることでしょう。

一生、元気な歯と体をつくるには、医師の協力が必要不可欠です。かかってみて話がかみ合い、コミュニケーションがうまく取れて、技術も確かな医師が見つかったら、信頼してかかることが大切です。

あなたのかかりつけ医にできれば良いのです。信頼する人は、信頼に応えてくれます。

途中で医師を替えても、これまでの経緯を知らないと最適な診療はできにくいのです。経緯がわからない患者さんをいきなり治療することほど、難しいことはありません。

今までどういう流れでどこの歯科医でどういう治療を受けてきたか、歯の神経治療はどうだったのか、親知らずを抜いたのか、虫歯の深さはどうかなど、これまでの経緯を知らないと最適な治療を行いにくいものです。経緯を知っていてくれる、ずっと流れを追ってきてくれている先生に診てもらうのが、患者さんにとっても有益なのです。

それでも医者を替えたくなったらどうするのか。替える必要がある時は、どのような時なのか。それは以降の節でお話し致します。

4-2 あなたに合うメンターの探し方（あなたにとっての名医の探し方）

では、どうすれば自分にとっての名医に巡り会えるのでしょうか？やはり王道は、情報源を集めて自分の中で分析して、選ぶということです。新聞・雑誌・書籍・情報誌などの伝統的な情報源に口コミ、さらに現在ではネット情報が大きな役割を果たすようになっています。インターネット検索のツールも、かなり充実しています。

とりわけ、医療関係の情報は過多と言って良いくらい豊富です。多様な要素から成り立つ医療機関や医療技術の情報発信に、インターネットは適していると思います。

歯科であれば、立地、規模などの他、診療科目、対応技術、設備、使用材料、歯科医師の経緯や実績、診療に対する姿勢や考え方、自由診療の料金、歯科医師の経歴など、様々な要素があります。これらの情報を集め、分析して、自分の中で掘り下げていって、何にするか、自分との相性はどうかなどを、ぜひ検討して頂きたいと思います。もう「誰かから言われたから、勧められたから」とすぐに信用する時代ではないと思います。もちろんこうした直接の口コミも一つの大事な情報ですが、多種の情報を収集・分析し、最終的には自己責任で判断、決定するという時代だと思います。

遠方から通って下さっている患者さんも、インターネットで見つけて下さいます。患者さんが「また通います」とおっしゃって下さったのには、私と何らかの価値観の合致があったのだと思います。

先生に言われるから何となく通っている、なんとなく行きたくないと思うのであれば、「通っているうちにそのうち治るだろう」と思う〝**依存を断ち切り**〟、自分で自分にとっての名医を探しましょう。

最後に、「痛くない歯医者」が良い歯医者ではありません。「予約が取りやすいこと」

が良い歯医者ではないのです。

しっかり考えて下さい。良い先生や親は時に、生徒や子供に嫌われるとわかっていてもきついことを言うのです。

良い先生こそ、時に痛い治療をあえてすることもあるのです。それは、あなたという「患者」がこの上なく大切な人だからです。

口腔外科

口腔とは、口の中ということです。外科というのは切ったり、貼ったり、縫ったりする治療のことを指します。

実際にどのようなことを治療で行うのかというと、「抜歯」がメインになります。


若年者で多いのが親知らずの抜歯です。

近年、食生活の変化により、顎が小さくなってきています。その結果、歯の生えるスペースができないため、骨の中に歯が埋もれてしまいます。

下顎の場合、歯が横に寝てしまい、第2大臼歯を前に押してしまうと、歯並びが悪くなることが多いのです。

上顎の場合は歯茎に埋もれることも多々ありますが、横に寝てしまうことは下顎ほど起きません。歯列不正に影響してしまうことには変わりません。

いずれも、歯茎の下に埋もれている親知らずは、歯肉に切開を入れ、骨や歯を削って歯抜します。

結構大変なので、若いうちに抜歯を受けることをお勧めします。40歳を過ぎてからだと、治癒に時間がかかります。

中高年では、虫歯か歯周病で抜歯をすることが多くあります。歯として機能しなくなり、やむなく抜歯をします。


東洋医学的には親知らず、虫歯、歯周病で抜かなければならない歯は、気の流れを滞らせることが多く、これにより頭痛、肩こり、冷え性などの症状も多く見られます。歯を抜くとスッキリすることが多く、症状が多い方は抜歯をされることをお勧めします。

抜歯の他には、口内炎（正確には「再発性アフタ」といいます）や舌炎（舌がヒリヒリする）などの治療も行います。

また、意外と多いのが事故による顎の骨折です。全身麻酔下における骨の整復、固定が必要です。

下顎の骨が前に突き出した、三日月のような顔になった人（反対咬合）の骨の整形手術も行っています。

4-3 ドクターを替えるときは紹介状を書いてもらう

医師は患者さんの治療履歴が分からなければ、なかなか十分な治療はできにくいと書きましたが、それまで診てもらっていた医師を何らかの理由で変更する際は、紹介状を書いてもらうようにしましょう。

引っ越しをされる際でも「次は○○市の○○医院に行く予定なので紹介状を書いて下さい」とご要望を頂き、頼まれれば、医師は書きます。書いてもらうメリットは、言うまでもなく、患者さんが次の医療機関で最適な診療を受けられることです。

大切なのは、患者さんにこういう簡単な意識を持って頂くだけで、受けられる医療の質に大きな違いが出る可能性があるということです。患者さんご自身の意識の持ちようが、ご自身が受ける医療の質を左右するのです。

意識レベルがある程度進んだ患者さんは、虫歯などがなくても日常の歯のメンテナンスを受けられます。そういう最中に引っ越しをされる場合もあります。

例えば、私が治療してある程度良い状態になられた患者さんから「転居先・出張先でメンテナンスしたいので、紹介状を書いて下さい」とご要望を頂いたことがあります。

そこで「これまでの診療経過や今の状態、そして一連の治療は終わっています。今は比較的良い状態ですけど、患者さんがメンテナンスを希望しています。よろしくお願いします」と今後のメンテナンスを考慮した紹介状を書きました。その患者さんの以後のメンテナンスに非常に役立つことは、言うまでもありません。

ぜひ、紹介状をめんどうくさがらずに依頼する意識をお持ち頂きたいと思います。

4-4 口の中に電流が流れる？

口の中のもう一つの特徴として、わずかな電気が流れるということがあります（ガルバニック電流といわれます）。非常に微弱な電流ですが、これが体に影響を及ぼすことがあります。自律神経を刺激し、関連症状をきたすことがあります。

一例をご紹介しましょう。

30代後半の不妊治療中の女性患者さんが、歯の治療のために私のクリニックに来られました。患者さんの口の中を診させてもらって驚きました。銀歯だらけだったのです。

銀歯といえども、使われている合金の種類が違うので微妙に色が違います。

口腔内を測定すると、数マイクロアンペアの電流が流れているのです。本来、全部無垢の自分の歯であれば電流は流れるはずはないので、何らかの影響があると思いました。

私は、ガルバニック電流により自律神経が影響を受け、ホルモンバランスが崩れているのではないかと推定致しました。

婦人科医と連絡を取りつつ、不妊治療を続けながら歯科治療も行いました。

歯根の治療をし、銀歯を全部セラミックに換える治療の終盤に妊娠しました。

一つの事例ではありますが、「ガルバニック電流が医学的な不妊治療を阻害していた」可能性が示唆されます。阻害要因を取り除いたことで、不妊治療が正常な効果を発揮したのでしょう。

このように、口の中の影響が全身に及ぶことがあります。

4-5 歯の治療には選択肢がある

内科や外科で診察を受ける場合は、一般的にほとんどが保険診療になります。

歯の治療はどうでしょうか。あまり知られていないかもしれないのですが、「保険診療」と「自由診療」があるのです。

ここでは、虫歯治療の例をご紹介しましょう。保険診療では、小さい虫歯であれば銀歯かプラスチック（レジン）の詰め物になります。大きい虫歯になると銀歯の被せものになります。ここで使用される銀歯は金、銀、パラジウム、銅などの合金です。金属は酸に溶ける性質を持ちます。口の中は、毎食後に実はかなり強い酸性になるのです。その時に、ほんの微量ではありますが、金属が溶け出し体の中に吸収されます。

個人差がありますが、その吸収された金属が全身にアレルギー症状を引き起こすことがあります。また、銀歯周囲の歯肉を変色させてしまうこともあるのです。

体内に吸収された金属は、時に体の臓器や組織に蓄積し、機能低下を起こすこともあります。

虫歯治療の自由診療はどのようなものかといいますと、化学的に安定して酸に強く、アレルギーを起こさないセラミックでの修復があります。

短所としては、唯一「ひびが入る」ことが挙げられるでしょう。これも最先端の技術改革により目まぐるしい進歩を遂げており、解消されつつあります。

4-6 自分の体は自分で守る！という生き方をする

～最適治療があなたの歯と体を守る～

あなたにとって、最適治療とはなんでしょうか？

少し考えてみて頂きたいと思います。

ところで、なぜあなたは歯医者に行くのでしょうか。

人によっていろいろな理由がありますね。「痛みをとる」、「噛めるようにしたい」、「見た目をキレイにしたい」などでしょう。

通院に関しても、なるべく回数を減らして、治療費を抑えたい方もいれば、治療費も通院回数もかかっても良いから最高の治療を受けたいなど、人それぞれです。

しっかりとした、自分にとって納得できる、良い治療を受けましょう。

治療方法には、「保険診療」と「自由診療」があります。それぞれの特徴をしっかり聞いて、自分にとって一番合っている治療法を選んで下さい。意外にも「自由診療」の存在を知らない人が多いのです。

腹痛や風邪で内科に行くというのは、症状があるときだけで良いのです。なぜなら、こうした症状はほとんど体自身が治してくれるからです。内科のお医者さんは診断して薬を出してくれますが、薬はその手助けをする役割です。

ところが、歯は自然に治ることはありません。

歯には再生能力がないため、自分で治す力がないのです。第三者が介入して治すしか方法がありません。いったん悪くなると症状は進行する一方なので、きちんと「管理する」という意識がないと、治癒は望めません。

痛くなってから、噛めなくなってから付け焼刃的に歯科医に行くのでは遅いのです。日常のメンテナンスをするという意識が不可欠なのです。

4-7

歯の治療や歯医者との良好な付き合い方
～これは人生にも言えること～

ただ単に痛みが治まったから歯医者に行かない、虫歯になりかけている歯があっても黒くないから大丈夫、銀歯を被せたから大丈夫といって、検診にも行かなくなる方がいます。先ほどから何度も述べていますが、歯の健康は体の健康ともリンクしていますから、自分が生涯使わなければならない歯を大事にしてほしいと思います。

さらに、その場しのぎの治療にしないためには、歯医者選びが非常に大切です。

あなたの希望も聞かず、どんどん治療を進める歯医者さんは、もしかするとあなたには合わないかもしれません。

診査・診断をしっかり行い、今の状態やこれからの治療法をじっくりと教えてくれ、なにがあなたに合う治療法かを教えてくれる先生が良いと思います。

義理、人情で歯医者に行かないで下さい。あなたにとって最良のドクターを探すのです！

虫歯に自然治癒はありません。抜いた歯は二度と生えてきません。それだけ大切なものなのです。「痛くなったら歯を抜けばいいや」、「歯がなくなったら入れ歯でいいや」などと言っている場合ではありません。

歯医者との付き合いは、人生でも同じことが言えると私は思います。

極端な話ですが、伴侶を選ぶつもりで歯医者を選んでください（笑）

削った歯は元に戻らないのですから、その位の慎重さは必要です。

最終的な決断は自分でしなければなりませんが、自分で分らない世界は十分に情報を集め、さらに人に相談するなどして、良い選択肢を逃さないことです。

第5章

歯の痛みも心の痛みも乗り越えられる

5-1 「気」の力を味方につける

「気」のことを、ご存知でしょうか。

気が病むと「病気」になり、元どおり回復すると「元気」になると言います。この言葉から大まかに解釈すると、体のエネルギー状態を表しているのが「気」であるといえると思います。体をいきいきとさせるのはもちろん、人生を豊かにするためには、「気」を考えることも大きなヒントになります。

日本語では、本当によく使われる言葉です。

例えば、「気楽」は、楽で快適で体のエネルギーが円滑に動く感じを「気分」とはエネルギーの質を表しています。「元気」とはもともとのエネルギー状態をあらわします。言葉から考えると、本来人は皆、元気であるのが普通ですね。

「気」とは、１章でも述べましたが、東洋医学で大事にされる考え方です。大雑把に言うと、人間の体を細かく分けて、個別にミクロのレベルで観察や診断、治療を進めるのが西洋医学。これに対し、東洋医学は、人間を常に大きく、マクロのレベルで見ていき、全体から病気を捉えます。

狭い意味では、中漢方、鍼灸、養生法（薬膳、薬草茶など）などによる、中国で生まれて発展してきた伝統医学体系を指しますが、私は、東洋医学の「人間を一つのエネルギー体として捉えていく」という見方をしています。

確かに、西洋医学の発展が人の寿命を延ばしてきました。救急医療は、西洋医学がもたらした最も功績のある分野です。しかし、技術の向上とともに細分化され過ぎてしまった傾向があります。例えば、慢性疾患ではその優位性を発揮できていません。なぜなら、慢性疾患はいろいろな原因が複雑に絡まってできているからです。

人間の体とは、頭のてっぺんから足の先までのあちこちの働きが複雑に組み合わさって機能しているものです。ですから、ある部分のトラブルが別の思わぬ症状を引き起こす場合もあり、生命全体をトータルで診ることが、とても大切なのです。

その体全体の状態を、東洋医学では「気」の流れで考えます。目に見えない「気」というものが血液やリンパ液のように体内を巡り、さまざまな作用を人間に及ぼすというのです。「気」は体内の「経絡（けいらく）」という道筋を流れていて、気の流れが悪くなると、病気や体調不良になります。患者さんに自覚症状がなかったり、血液検査などで異常がなかったりしても、体がだるい、やる気がしない、眠れないなど、何かしら健康に問題があると感じる…。そんなときは、気の流れに不調があることが多いようです。

もちろん全身が健康であれば、気の流れは大いに良くなります。つまり、東洋医学では、「気の流れを良くする」あるいは「悪い気の流れを改善する」ことが、治療の目標の一つとされているのです。これは、人生を考える上でも役に立つ考え方ではないでしょうか。

①全体的に見て状況を俯瞰する
②見えない流れを意識する
③滞りをなくし流れを良くする行動をする

「なんだか最近、運が悪い」と感じたら、良い流れを呼びそうな行動をしてみてはいかがでしょうか。

本来、ヒトがこの世に生を受けているということは、この時点で人種、性別に関係なく奇跡だそうです。運の良否ではなく、「自分でどのように生きていくか」ということの力が生活に反映されていきます。

自分で、いかようにも人生を展開することができるのです。

ネガティブなことを口にしない、小さな親切をする、早起きをする、笑顔を増やす・・・など、ほんの小さなことから、全体の流れを変えていけるかもしれません。

そして、ぜひ全身・全体を診てくれる歯科医院も訪れて下さい。

当院では、歯の治療とともに気の流れが改善され、健康になった方を大勢見ております。

かつて「気」の流れを捉えるために必要とされたのは、「脈診」という超高度なテクニックです。脈を診ながら気の流れをキャッチするという技で、高度な「気の感受性」が必要でした。雲をつかむような話です。

5-2 振動医学で心身ともに健康になる

「振動医学」聞きなれない言葉だと思います。

ドイツでは「アロマ」、「フラワーレメディー」、「ホメオパシー」と並んで、代替医療として行われています。それでは、それについて少し深く説明しましょう。

人間が目や耳で捉えられるものは限られています。

目には見えなくてもテレビや携帯電話を受信する電波は存在していますし、太陽からは、目に見えない赤外線や紫外線が地上に届いています。暗闇でコウモリが出し合っている超音波を、人間が捉えることはできません。

実は、私たちの目や耳は、光や音の「周波数（振動数）」を捉えて脳に送っています。

しかし、この世界には私たちが見たり聞いたりできない振動数もあるのです。そして、私がお伝えしたいのは、「この世界のあらゆる物質が固有の振動数を持つ」ということです。

人間の器官や臓器、細菌やウイルスなどの微生物、パラジウムや銀などの金属も、固有の振動数を持っています。ウイルスや臓器までが振動数を持つなんて驚きですね！

人間の体のほとんどは水です。つまり水素と酸素で、その分子構造を見ると真ん中に原子核があって外周を電子が回っている。それによって振動が起こるわけです。微生物でも無生物でも、見た目は違っても分子レベルでは同じような構造をしています。ですから、皆振動数を持っているのです。そして、この「振動数」に焦点をあてて診断や治療を行っていくのが、ドイツ発祥の「自然療法医学」、もしくは振動「バイオレゾナンス医学」と呼ばれることもあります。

振動によって作られる波動が人間の体内にあり、電子の流れや分子の作りなどが歪むと波動が崩れます。この歪みを正して、分子を規則正しい電子の回り方とつながり方にすると体は自然に良くなるというのが、振動医学の基本的な考え方です。

「バイオレゾナンス」を直訳した日本語は、「生物学的共鳴」。ウイルスや菌、そして薬などの振動数が、患者さんの振動数と「共鳴」するかどうかを器械で測定します。それによって、患者さんの体に負担のかかる検査をしなくても、病気の原因や部位がわかり、さらに、波動の乱れを改善する薬なども推定できるのです。

ここまでお話ししたことで、「気」のことが少しご理解できたと思います。気の流れに非常に影響を受けている人間は、実は「物質でありエネルギーである」ことがご理解できると思います。

エネルギーであれば、そこに振動が必ずあります。「バイオ」とは生物を意味し、「レゾナンス」とは共鳴を意味しています。簡単に言えば、「人間の発する振動に共鳴するものを見つけ、治療に役立てること」がバイオレゾナンス医学です。

また、日常生活で、「なんとなく不快」とか「これを持っているとなぜか落ち着く」などという感覚があったときは、自分の体の振動数が何かに影響されている場合もあるかもしれません。波動は目に見えないものですので、自分の「なんとなく」の感覚を信じることも大切だと言えるでしょう。

特に、不快な場合は気のせいだと思って無理に我慢したり、マイナスの気分になる自分を責めたりすると、一層辛くなってしまいます。

直感のようなものも信じて自分を心地よい環境にすることが、より幸福な人生につながるのではないでしょうか。そのように自分の快、不快を大事にできる人は、ほかの人のことも大切にでき、皆で幸せになる動きができるようになると思います。

①目には見えなくても自分に影響を及ぼしているものがある
②なんとなく不快、なんとなく心地良いという直感も大切にして、幸せな環境をつくる
③不調の原因となりやすいものを、生活から極力取り除く

5-3 固有振動調整

気の話は、以前説明していると思いますのでお分かりの事と思いますが、あまり深く考えなくて結構です。簡単に「体には気というエネルギーの流れがあるのだな」くらいの軽い気持ちで見て下さい。

気の流れが滞ると、体の不調をきたすことがあります。「気の滞り」にも固有の振動数の波動があり、共鳴現象を活用することによって、滞りを解消できることがわかりました。その部分と共鳴させると自然治癒力が働くという原理です。その器械が波動調

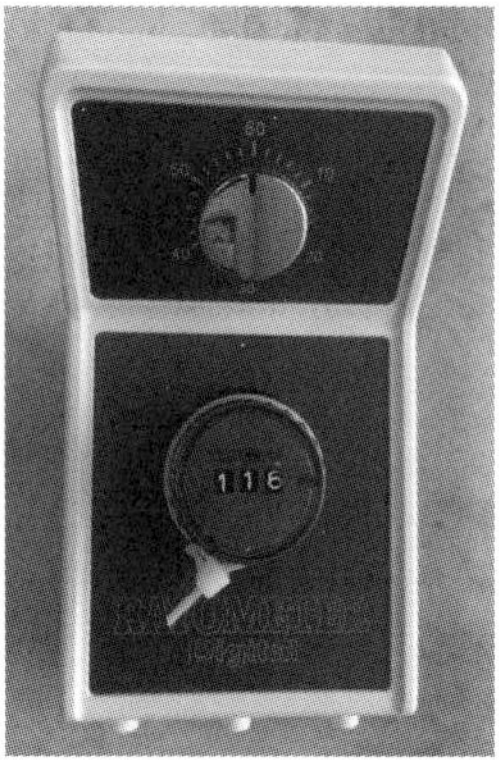

整器（レヨメーター）になります。

その原理として、実験的に分かっていることは、波動調整器（レヨメーター）により、組織の結合に重要な役割を果たす繊維芽細胞を調整すると、その活性が高くなることがわかりました。即ち、細胞の治癒促進のスイッチが入るという事です。

私たちは自分の健康を考える時、ともすれば「病気ではないから健康だ」と思いがちです。それは大きな誤解です。病気と健康は、それほどはっきり区別できるものではないのです。病院の検査では異常ではないけれど、実際には健康ではないということは日常的にあるのです。いわゆる「未病」です。

波動調整をすると、この「未病」の状態を「健康」に変えることが多いのです。

西洋医学的にしっかりと検査して異常がないにもかかわらず、何となく調子が悪い場合は波動調整が有効かもしれません。

■筋力反射テスト

動物には、その生体に合わない物を接触させると筋力が低下するという特性があります。これを利用したものの一つに、「O—リングテスト」というものがあります。

指の筋力を利用した反射テストです。

これを用いて、歯科治療に使う材料と生体の相性テストを行うことができます。その結果、多くの方がセラミックとの相性が良いことがわかりました。歯科治療から「気」の流れを良くできたら、素晴らしいと思いませんか。そして、健康な体と素敵な笑顔で、あなたの人生をますます好転させてはいかがでしょうか。

気のお話をこれまで、いくつかしましたけれど、私の中では最も大切なもの、気を充実させエネルギー状態を良好にする最大の方法は「思考」だと考えております。

即ち、良質な思考を重々に積み重ね厚みを増し、それが最も高いエネルギーの源になると考えております。

O-リングテスト

大村恵昭博士は、指で作った輪が開きやすいかどうかで病気の有無や薬の有効性、浸透性などを調べることのできる「Oーリングテスト」という診断方法を開発しました。米国で特許を取得しています。

その診断方法をご説明します。

患者が手の指で輪（Oーリング）を作り、診断者も指で輪を作って患者の指の輪を引っ張ります。その輪が離れるかどうかで診断します。この時、患者の体の異常がある部分を触ったり、患者の空いたほうの手（例えば右手でテストしていれば左手）に有害な薬や食物を持つと、患者の指の力が弱まりOーリングが開きます。異常が見られない時や体に有益な場合は、物を持った時に指の力は強くなりOーリングは開きません。

Oーリングテストでは、血液の化学分析やMRIなどの最新医療技術でも発見できないような早期の病気を見つけられることもあります。日本ではまだそれほど浸透していませんが、海外では多くの支持を集めている画期的な診断方法です。

デンタルライフクリニックでは学会認定医として、歯科治療に応用しております。

「日本バイ・ディジタル Oーリングテスト医学会」
http://bdort.kenkyuukai.jp/about/

第6章

幸せな人生を手に入れるセルフコーチング

～思考は現実化する　100%例外なく～

6-1 歯医者になかなか継続して行けない人たちへのレバレッジ

世の中には自分の健康に無頓着な人がいます。そういう人に対して、せめてこの本を読んで下さり、もっと自分の歯や健康に気づかうようになって頂ければと願うばかりです。

歯医者は特に、健康にわりと気を使っている方でさえ継続して行くことが難しいところです。意識しないとなおさら難しいでしょう。

歯周病の患者さんは、痛み、歯茎の腫れ、歯の動揺などが治まると、まだ治癒しているわけではないのですが、ほとんどの方が途中で歯医者に行くのをやめてしまいます。ですから、再発する方が非常に多いのです。

生活習慣病であるという認識を持って、検診を受ける必要があります。しかし、なかなか歯科医院に行かない方は本当に多いのが現状です。

私のクリニックでは、歯周病の患者さんには「放っておくと大変なことになりますよ」と言って、少しおどかします。基本、本人次第なので強くは言いませんが、心臓病や動脈硬化など大病になる人もいるんです。

人間の基本的な行動形式というのは、痛みを避けたいか、快を得たいかのどちらかです。「歯医者に行かないと大変なことになるぞ」とか、「歯医者に行ってキレイになろう」といったレバレッジ（「てこ」の意味。少ない力で大きな行動を起こすことをここでは指す）をかけないとなかなか動きません。

歯医者は基本皆さん好きではないので、避けたいところですから、レバレッジをかけて、痛みと快を与えないとなかなか行動しないのです。

ドクターは決してそんなことは言っていないはずですが、症状が取れたら患者さんは「治った」、「再発はない」と思い込んでいるのです。

歯周病は、その人自身の生活習慣を変えないと根本的には治りません。そこが厄介です。

女性であれば、間食をしたり、甘いものを頻繁に食べる方は治りにくいですし、男性であれば、お酒を飲んで歯ブラシをしないまま寝てしまい、しかも朝の歯ブラシもざっとしかしなかったりすると、どんどん進行します。

もっと自分自身で将来の歯の健康のため、全身の健康のために意識して「歯医者に行かないとダメになるぞ、人生がダメになるぞ（笑）」などと、レバレッジをかけて歯医者に行ってほしいと思います。

それと大切なのは、どのような自分になりたいのか？を明確にすることだと思います。

生涯食事をおいしく食べたいのか、笑顔がキレイでいたいのか、歯が痛くなければいいのか…。いろいろあると思います。

将来、自分がどうありたいのかをイメージすることによって、自分と歯医者との距離感が変わってくると思います。

人は意識せず放置すると、思考がマイナスに流れるものです。
そのため、努めてポジティブなものに目を向け、イメージするのが良いのです。

行動を決めるもの

人間の行動には源になる力が必要です。それでは、何を源として人は動き、行動するのでしょうか？

それに対して最も重要なことは、「価値観」です。人は自分の価値観に従って行動するのです。

迷いがある場合は、その人にとって重要なものから選択していきます。

これは、価値観が全く同じ人は世の中にいないように、人によって違います。

例えば、「安定した生活」に価値観を置いている人は、いつもと違うものを食べたり、着たりすることはあまりありません。遊園地に行っても、ジェットコースターに乗ることはなくメリーゴーランドでしょう。

一方「好奇心」に価値観を置いている人は、次々といろいろなものにチャレンジしようとする、新しもの好きです。ジェットコースターなどが大好きです。

この価値観をうまく変えることが、人間にはできます。

「美しくなりたい」、「キレイになりたい」と思う人は、価値観の高い人と思われますが、歯医者に行くのが億劫な人は、価値観の低い人でしょう。

それでも、価値観の低い人が、美しく、キレイになるために、自分の低い価値観の行動を変えて歯医者に行くことで、高い価値観が満たされるのです。

「自分の価値観」をちょっと変えることによって、自分の行動がスムーズになります。

6-2 治ろうとしない人たち（病気が治る人の考え方、心構え）病気を楽しむ人々

本来、患者さん自身が目覚めて健康になりたい、元気になりたいという前向きな気持ちを持っていなければ、本当の健康は手に入らないと思います。

なかには病気でいることで、本人は気づかないのですが、自分自身にメリットがある人がいます。また病気を楽しんでしまっている、病気でいることに甘えている人たちがいるように思います。

もちろんそういう人は、いつまでたっても病気は治らないでしょう。

意識を変えて自分で治ろうとしない人は治らないのです。

「治したくない」、「私は治らない」と決断している人は治りません。

また、そういう患者さんはどんな名医にかかろうと人任せで、やれ薬を変えて下さ

い、違う治療法にして下さい、とワガママを言うのです。治らない人は人のせいにします。

ある病状が良くなっているはずなのに違う、症状が出てきて苦しいと訴えたり、いつも自分の痛いところや不調を探したりしては具合が悪い、という人も治らないです。

少なくとも前進しているのだから、それで良いと思える積極的な前向き姿勢の人でないと、なかなか病気や症状は改善しません。

完全主義の方も治りにくいですね。全体的にすごく良くなっているのに、まだ変わらないところにフォーカスするのです。

病気になったということは、何らかの今までの生活習慣に何か悪いことはなかったのか？無理があったのではないか？ということを、しっかり考えて変えていかなければならないのです。

そこを変えずに、病院だけ変えたり、治療法だけ変えても病気は治りません。

原因が自分の中にあることをわかっていないのです。

また、治らない人は自分のルールをたくさん持ってしまっている人です。思い込みとも言えますが。思い込みの強い人は、いろいろな治療法をしても治りにくいのです。自分の「こうあってほしい」という強い思いがじゃまをしているので、改善していても気づきにくいのでしょう。

一度、自分の思い込みを総ざらいしてみましょう。

「〜はこうなるもの」、「〜は〜に決まっている」必ずしもそうであるとは限りません。広い視野で捉えて見ることも必要です。思い込みを外して、治療を受けて頂きたいと思います。

「先生にお任せします」と言われる方がいます。人を信頼するという意味においては良いと思います。しかし、もし自分の体のことをドクターに任せっきりであれば良くありません。

病気と戦ってもらうのではなく、自分も一緒に取り組んでいくことが大切です。歯があること、噛めることに感謝しましょう。

「歯があるのが当たり前」「噛めるのが当たり前」ではないのです。

6-3

ストレスに対処するすごい方法

毎日仕事先に勤務する、また仕事でなくとも様々な人間関係においても何かしらストレスを感じることは多いと思います。私が日頃から使っている対処方法をお教えしたいと思います。

嫌なことがあっても常に中庸になるように心がけることです。

例えば、職場の上司と相性が悪く嫌な思いをするのであれば、その上司の良いところをひたすら探してあげて見ることをするのです。

①必ず「悪いところ」ばかりではないのです。
それと同じだけ「良いところ」も存在するのです
②相手の「良いところ」と「悪いところ」をバランスを取ってみて見るのです

そうすると気分が楽になってきます。

恋愛でも、ストレスを溜め込まずにすみます。


地球の地軸が傾き自転し、太陽の周りを公転しているように、私たちを取り巻くものは全てバランスが取れています。それが宇宙の摂理なのです。

良いと思うことも、悪いと思うことも全てバランスが取れているのです。

しかし、人間は様々なことが起こると勝手に意味づけをしてしまうのです。

これがストレスになるのです。

いつも良い面も探すし、悪い面も探す。

中庸な状態を保つことで心の平静さを取り戻せば、ストレスも溜まらないということです。ぜひやってみて下さい。

歯が痛くなれば、それ自体は不快です。しかし、重症になる前に悪いところが発見できれば、それはラッキーです。

歯がなくなれば噛めなくなります。ですから、歯科医院へ行きます。

全体的に歯の具合を診てもらい、調子を整えます。

だからラッキーなのです。

6-4

気が充実すれば仕事も成功する！

虫歯を治療したり、噛み合わせをきちんと調整したり、また歯をキレイにしたりするととても元気になり、前向きに仕事に向かわれる方を多く見てきました。

私のところに来る患者さんで、歯の治療後、以前と比べ顔つき自体も変わり、とても元気になられて、こちらの方が非常にびっくりすることもあります。

「出世しました」、「海外赴任します」「結婚が決まりました」などなど、嬉しいご報告も頂きます。

５章でも述べましたが、私は「気」というものを日頃から自分自身にも患者さんにも取り入れています。私自身も気を充実させ、気のパワー全開で治療にあたるようにしています。患者さんにも、その気の影響はきっと与えていると思います。

やはり同じドクターなら、弱々しいドクターよりパワーあふれるドクターにかかった方が、患者さんにとって影響を与えられると思います。

人は物質でありエネルギー体でもあります。パワーを補充する必要があるのです。

ですから、元気な人やパワフルな人に皆、集まってくるのです。

日頃から気を高めていけば健康にもなれますし、やる気もみなぎり、「幸せになりたい」、「仕事で成功したい」と思えるようになります。

どのようにしたら「気」を養えるかが重要です。

最も大切なことは、「決断すること」です。健康になりたければ「私は必ず健康になる」、歯を治すのであれば「私は必ず歯医者に通いきる」と自分に宣言するのです。

そうすれば全身の細胞が目覚め、気が充実し、気合が入ります。そして目標に向かって歩み始めるのです。

気を味方につければ、思いもしなかったチャンスも引き寄せられる気がします。私は自分が考えたことは100％現実化すると信じています。また、そういう体験をいくつもしてきました。自分自身の健康に向かうことにまず目覚め、けして自分をダメだと思わずに、どんなことでも実行してみる！この精神が人生を豊かに導くためには絶対に必要です。

あなたの健康を守るため、また、仕事で成功するための最も良いコーチは、ドクターでもなく誰でもなく、あなた自身なのです。

第7章

あなたが自信を持って輝ける

7-1 健康で美しい歯の追求があなたの人生にもたらすこと

■ 生まれ持ったものよりも良くできるのが「歯」

「全身の健康」を考えた歯科医療。これが私にとって不動の基盤ですが、もう一つ目標があります。

それは、「患者さんに美を提供する歯科医療」です。

「美しくありたい」という想いがあっても、それを大きな声で言うのははばかられる方も多いのではないでしょうか。美を追求するなんて、なんだか欲張りで身勝手だという気がしてしまうかもしれませんね。

しかし、私は、歯科医として、美は迷わず追求していただきたいと考えています。一般のかたの中には、歯科というと虫歯治療しか頭にないかたもいらっしゃるかもしれませんが、実は、歯というのは他の臓器と違い、生まれた時よりもさらに良くできる身体の一部なのです。

ですから、美を追求すべき器官なのです。

口元の美においては、「歯茎の色」、「唇の張り」も重要です。

歯周病では暗い赤色、ヘビースモーカーでは歯茎が茶色くなります。

唇に皺がなく輪郭がはっきりしていると若々しくなります。上唇は少し上向きになります。

■美しい歯はあなたの幸福度を変える

歯科で美というと、審美歯科の中のホワイトニングや差し歯など、歯の部分だけの見た目の美しさを連想される方がいらっしゃるかもしれません。私が言いたいことは、もっと大きな観点からのお話で、つまり、患者さんの内面から出てくる本質的な美を提供したいという意味です。

ところで、アメリカの女優は、大きな口を開けて笑います。そんな写真をよく見たことがあるでしょう。大きな口を開けて笑えるというのは、美の証拠なのです。

美しさは、セルフイメージをアップして人をいきいきさせます。

あなたは、人前で大きな口を開けてしっかりと笑うことができますか？

意外にも、歯並びの悪さや口の健康状態の悪さは、しっかりと心に響いており、大きな口を開けて笑うことに影響を与えています。

では、歯が気になって大きな口を開けて笑っていないとしたら、心はどうなるでしょうか。

大きな口を開けて笑えないと、実は人生の上でも同じことが起きており、幸せを最大限に感じることができないのです。どこかで「こんなに幸せを感じても良いのかしら」「この辺にしておいたほうが良いかしら」という制限をつくってしまうのです。

つまり、

①口に自信がない
②口に自信がないから、大きな口で笑えない
③大きな口で笑えないから、100％楽しんでいない
④100％楽しんでいないから、どこかで不満足感が残る

ということになっていますね。これはもったいないですね。つまり、歯を治せば、この逆が可能になります。

①口に自信がある
②口に自信があるから、大きな口で笑える
③大きな口で笑えるから、楽しみが倍増する
④楽しみが倍増するから、幸福度が上がる

歯は生まれた時よりも良くできる。とすると、あなたの幸せの可能性はもっと増えるのです。

■健康な歯はあなたのバイタリティーを変える

「美しくあろうとしている人」、「若々しくいたい人」は生命力を強く持っている気がします。美というのは、メンタルバイタリティーを引き出す、一つの大きな力なのではないでしょうか。

また、歯は全身の健康に関わるので、歯を美しくしておく人は、全身の健康率が高いと言えます。

健康な歯で食べたいものをおいしく食べられることは、精神面の支えにもなります。

あなたは食べ物を食べているときに、噛むことにストレスを感じたことはありませんか？

①おいしそうだけど、固そうだからやめておこう
②おいしそうだけど、スジが口に残ると嫌だから食べられない
③おいしそうだけど、噛むのに時間がかかるから、時間のないランチでは食べられない。

普段はほとんど言葉にしないで、こんな制限をかけていたりします。

もし健康で頑丈な歯を持っていれば、あなたは以前からよく噛むことに慣れており、口のまわりの筋肉も発達するので、こんなストレスや不自由を感じることなく食べられているのです。

すると、食べる制限が減り、会食も苦にならず、食べることを楽しめます。

そして、幸福感はもちろん、バイタリティーも出てきます。

■歯を治療する最大の目的はさらなる幸福のため

どうですか？こんなふうに、歯の状態はかなり私たちの幸福感に影響しているのです。

今痛い歯を治せばそれで良いといった発想は、もう古い昔の話。そういう考えはさっさと捨てましょう。

歯は治ったけど、何か体がだるいとか、鬱になってやる気がしないとか、幸福感が足りないとか、最悪では、癌になりましたとか…これでは意味が無いのです。

歯の治療を入り口にして、全ての患者さんが自分の幸福感に関心を持ち、身体を自分で生まれた時の状態よりも良くできるという可能性を信じ、全身健康で、美しく若々しく積極的に毎日の生活を送るようになることが、私の最大の目標であり、治療にあたっての哲学です。

フラクタル心理学（後述）も応用しています。

最初にも言いましたが、「美の追求」ということにどこかで罪悪感を感じていて、「そんなことにお金を使うのは…」とブレーキをかけているのはもったいないことです。

健康と同様、美は自分の幸福感をつくる元なのです。まとめると、次のようになります。

①美と若さへの積極的な追求は、生命力を呼び起こし健康になる
②美を追求したいと思う自分への罪の意識は捨てて良い
③美しくなると自信がつき、さらに内面の美しさも湧き出てくる

ですから、歯を健康にし、美しくする基本をここで説明しましょう。

■歯の美と健康の基本、セラミック

まず、歯を美しく治療して全身健康になってもらうために欠かせない素材が、セラミックです。

歯科金属は見た目が美しくないだけでなく、危険です。前章でもお伝えしましたが、特に銀歯は、口中に電流が流れて（ガルバニック電流）、難病、金属アレルギーの原因になる例もあります。40代の癌治療中の患者さんは、口の中が銀歯だらけだったのですが、これを全部セラミックに換えて歯根の治療もすると、なぜかガンが消失しました。

治療を担当された医師もびっくりしております。

銀歯の金属アレルギーは、口内炎、歯肉炎の他、アトピー性皮膚炎など歯科金属が直接触れない部位に出ると、歯が原因だと気づかないこともあるので要注意です。

一方、セラミックは、美しさの他、優れた機能性も兼ね備えており、現状では理想に近い材料といえます。 際立って汚れがつきにくくていつまでも美しいですし、食べかすも溜まりにくいので清潔な口腔内を維持することができます。そして、強度も高く壊れにくくて長持ちするのです。

■汚れた歯と銀歯はあなたを老けさせる

このセラミックで美しくなって、メンタル面にも大きな効果が出た例がいくつもあります。

自律神経失調症や胃腸炎などのデリケートな疾患で悩まれていた患者さんKさん（女性）がいらっしゃいました。Kさんの歯は虫歯が多数あり、所どころと茶色く変色した部分が明らかでした。さらに部分的に進行して神経にまで達してしまい、歯茎に膿の袋ができていました。前歯の歯茎は赤く腫れていました。

ところで、Ｋさんの歯はかなり黄ばんでいました。もう何年も、クリーニングをしていなかったのです。しかも、一日に五杯くらいコーヒーをデスクに座って少しずつ飲む、という習慣がありました。これは一番歯が染まりやすい飲みかたです。皆さんも、こんな飲み方をしていませんか？

さらに、Ｋさんは10本以上の銀歯があり、笑うとはっきりとその銀歯が見えてしまうのです。Ｋさんはまだ40代前半。しかし、この銀歯のせいで、笑った瞬間に10歳は老けて見えていたのです！　もちろん、周りの人はそんなことを口にしませんよね。でも、治療前に鏡を持って笑ってもらい、それを見せると、本人もそれに気づいたのです。

今までこんな風に人に見えていたのかと思うと、ちょっとがっかりしたＫさんは、この際しっかりと歯を美しくするということを決意されました。そして、歯茎の治療をしてセラミックで歯を治したのです。

治療後に、「白くなると、気持ちが変わりますね」とか「若々しくなってきたし」と、はじめと打って変わって、別人のようにいきいきとされました。

Kさんは、まず根っこの治療などで物理的な部分のマイナスがなくなり、キレイになったセラミックの歯でセルフイメージが上がったのでしょう。それで、メンタルが上がって、いきいきとし内面から美しくなったのだと思います。

しばらくして、Kさんを見かけたとき、別人のようにいきいきとした明るい笑顔であいさつをしてくれました。口を大きく開けてあいさつをするのを見るのは、こちらもとても元気が出ます。

■白という色の不思議なメンタルの効果

歯を美しく、白くする方法は他にもあります。一つはホワイトニングです。これは特殊なジェルを歯に直接塗り、歯を白くしていく方法です。

また、あまりまだ知られていませんが、ラミネートベニアという方法もあります。これは、歯の表面に薄いセラミックを貼り付けるタイプの審美治療です。

アメリカの女優の歯はとても白くて表面が整ってキレイだと思いませんか？表面が驚くほど平らで、きちんとしています。実は、これは人工的につくれるのです。

歯列矯正をされた女性患者の直美さん（仮名）は、ホワイトニングでも効果がなかった歯の黒ずみにラミネートベニアという、セラミックを貼り付けるタイプを施したら大満足をされて、素晴らしい笑顔を振りまかれるようになりました。

「私は歯の表面がでこぼこしているから、矯正してもどうせキレイに並ばないと思っていたんです。でも、このラミネートという方法でこんなにキレイになるなんて知りませんでした！生まれ変わったようです」

そんな風に言ってくれました。

「患者さんに内面から湧いてくる美を提供したい」という私の願いが現実になるのは、このような瞬間です！

またセラミックのインプラントもお勧めしています。自分の歯のように噛めるという究極の機能もさることながら、やはり、美しさと衛生面で優れているのです。「純白の白」、「汚れの無い白」ですからとても綺麗です。

チタンだと上部構造物に金属色が透けることがありますが、セラミックにはありません。汚れづらいセラミックなら、本物の歯やチタンよりも汚れず、美しさをキープできるのです。

意欲的に歯をキレイにして、どんどん美しくなって下さい。そして、歯から全身の健康も手に入れて心地良くなり、自信をつけてさらに魅力的になって頂きたいと思います。

年齢は関係ありません！

何歳からでも美しくなれるのです。70歳を過ぎても、歯列矯正やインプラント治療を受ける方は大勢います。

7-2 あなたのコンプレックスを上手に活用する方法

誰しも、いくつかのコンプレックスを持っていると思います。例えば、何かの能力のことで、自分が人より劣っていると感じたり、不十分だと感じたりすると、身も心も縮こまってしまって、本来の力さえ出せなくなってしまうことがあります。そして、その能力を活用できない体験が生まれてしまい、さらに輪をかけた劣等感や自己嫌悪に陥るのでしょう。

劣等感のある人は、自分をダメだと思ってしまっていて、いわゆる自己肯定感が低い状態です。事実、劣った部分があるのかもしれませんが、その人を不幸にするのは、「劣っているという気持ち」です。極端な言い方ですが、自分というものを高く評価する思いがあれば、人は何が劣っていても、それで不幸な気持ちになることはありません。

逆に、どんなに勉強ができても、整った顔立ちをしていても、大金持ちだったとしても、セルフイメージが低い人がいます。

そんな人は、自分の恵まれていることに目を向けず、消極的で下を向きがちです。コンプレックスがエスカレートしていくと、妬みの感情を抱いたり、過度の傷つきやすさから人を攻撃したり、落ち込みすぎたりしてしまいます。

ですから、自己肯定感とかセルフイメージとか呼ばれる感覚を高めることは、とても大事です。心理学など専門的なアプローチもありますが、私は歯科治療の立場から、患者さんの劣等感を取り除き、セルフイメージをアップすることをお手伝いしたいと思っています。

歯を美しくすることこそが、「美」を叶えるだけでなく、体の健康も心の状態も内側から良くしていくのだということも、すでに書かせて頂いた通りです。

歯をセラミックにすることでセルフイメージが上がり、いきいきとし始めた先述の女性は、治療によって、人が変わったようになりました。

もし、人がなかなか積極的に明るくできなかったとしたら、それは、その人そのものの性質というわけではなく、もしかしたら、心に劣等感を抱えていることが原因かもしれません。このことから、人生でも次のことが大事だとわかると思います。

① 劣等感の原因を探す
② その原因を取り除く、または克服する方法を考える
③ 劣等感がなくなれば、人生が好転する

口元が美しいと、とても自信がつきます。逆に、口元を治さないために劣等感を持ち、自信を失って暮らしているならもったいない。ぜひ、歯科医を訪れて頂きたいです。

セラミックの仕様やインプラントの施述など、美を実現できる技術は色々あります。インプラントの場合、一つだけ注意して頂きたいことは、手術を熟練したドクターに任せるということです。

インプラントの手術に限りませんが、歯科の手術というのは狭い口腔内で、組織を削る、切る、貼る、縫うなどの細かい作業を的確、迅速に行わなくてはなりません。経験を積んだドクターが行った外科的な手術と、卒業後間もない、あまり訓練を受けていないドクターの処置との間には、正確さやスピードに大きな違いがあります。

（※なお私の場合は、大学の口腔外科で抜歯、膿の袋＝根尖病巣の切除、骨の出っ張りの除去といった要素的処置のきわめて十分な研鑽を積み、さらに虫歯治療だけでなく、抜歯や顎変形症、口腔癌、交通事故による外傷の治療など口腔外科分野でも広く治療を経験しており、口腔外科の処置を専門、得意としています。多様なケースの親知らずの抜歯実績は二千本、総抜歯実績は一万本を超え、インプラント治療歴は15年以上です)。

また、審美歯科とは見た目の美しさに焦点をあてた治療法です。しかし、機能性にも優れた治療を提供できなければ、文字通り表面だけの美しさの提供で終わってしまいます。歯医者での美しくなる治療は、それをきっかけに、内面から出てくる健康と美しさを手に入れさせることができるのです。

また、知らない方も多いようですが、審美歯科は口腔内だけではなく、口の周り全体を整えるための形成治療をしています。ヒアルロン酸を使用した唇のしわや線をとることもしますし、リップラインを整えるなどの治療も行っているのです!

若返りやキレイな口周りを実現したい患者さんは、ぜひご利用ください。

フラクタル心理学

「フラクタル」とは何か？

それは「相似」を表す言葉です。数学者マンデルブローにより「フラクタル幾何学」が提唱され、世界中にその概念が広がりました。

マンデルブローの面白い発想は、理想的な「ランダムな中に規則性があるはずだ」と仮説を立てアプローチしたことでした。

ズバリ、「全ての物は相似形でできている」という、驚きの理論です。

樹木における幹や枝、葉や葉脈、海岸線、雲などなどはある図形と相似であるという「フラクタル現象」を発見しました。1970年代にこの自然の姿を数学で描写する、フラクタル理論を彼が提唱したのです。

この理論をもとに心理学に応用発展させたのが、フラクタル心理学。

心理学者である一色真宇が開発したTAW（Theory of an Advanced World）という理論から生まれた心理学です。

フラクタル心理学では、外側に見る世界は自分の深層意識の投影でできており、それは相似形になって何重にも映し出されているとしています。

そのため、自分に起きている現象を見て、それを映し出した自分の深層心理を読み取るということが可能になります。

現象をつくりだした深層心理を読み取れば、その心理を修正することが可能となり、つくりだした現象が消えていきます。

フラクタル心理学の代表的な理論として「思考が現実化する。100％例外なく」、「自分の思考の相似形としての現実」があります。

今自分の周りに起きているできごとは、100％自分の思考の結果であると考えます。

2000年より2014年までフラクタル心理学を学んでいます。

御興味のある方は、国際TAW協会（http://www.taw.ac/）までお問い合わせ下さい。

7-3 セラミックで美と健康を創造する

私は、ガルバニック電流が流れず、審美性が高く、衛生的なセラミックを強くお勧めしています。

安全だけではなく、見た目の美しさと優れた機能性も兼ね備えており、理想に近い材料といえます。セラミックは自由診療になります。実費のため、保険診療よりも費用はかかりますが、その分美しく仕上がり、気分が向上し、エネルギーが高まり、元気に健康を創造することができます。

セラミックは、汚れが付着しにくく、清潔な口腔内を維持することができます。酸にも強いため、長持ちするというメリットもあります。セラミック治療によって美しく健康な歯をずっと使い続けて頂けるのです。セラミックには、オールセラミックとハイブリッドセラミックとがあります。以下にそれぞれの特徴を示します。

■オールセラミックのメリット、デメリット

・メリット

①天然歯と色味が似ている
②変色が少ない
③汚れが付着しにくい
④金属を使用しないため、金属の溶け出しによる歯や歯茎の変色や金属アレルギーの心配がない
⑤歯との境目がわかりにくい
⑥吸水性がなく、細菌の繁殖がない

・デメリット

①天然の歯より硬く、噛み合わせがなじみにくいことがある

②チッピングやクラッキングが起きることがある

■ハイブリッドセラミックのメリット、デメリット

・メリット

①天然歯と色味が似ている

②金属を使用しないため、金属の溶け出しによる歯や歯茎の変色や金属アレルギーの心配がない

③硬すぎず周囲の歯と良くなじむ

④歯との境目がわかりにくい

・デメリット

①オールセラミックに比べて色調が劣ってしまう
②経年的変色が若干ある
③微吸水性がある、経年的物性劣化がある
④チッピングやクラッキングを起こしてしまうことがある。

あなたの歯を守るための Q&A

【虫歯】

Q1 虫歯は一度治せば、その歯は一生虫歯になりませんか?

A1
そんなことはありません。一生のうちに何回も虫歯になりますよ。気を付けて下さい。

Q2 歯を磨いていれば虫歯になりませんか?

A2
歯ブラシをしているつもりでも、できていない場合があります。きちんと汚れが取り除けなければ虫歯になりますよ。

【歯周病】

Q1 朝起きると口がネバネバします。放っておいても大丈夫でしょうか?

A1 歯周病の傾向がうかがえます。早めに歯科受診をお勧めします。

Q2 年をとれば歯茎から血が出るのはあたりまえでしょうか?

A2 年をとったら歯茎から血が出やすいというのは当たり前ではありません。歯周病予防に努めて下さい。

Q3 年をとれば歯を失っていくのは当然でしょうか?

A3 歯の手入れさえしっかりすれば大丈夫です。8020運動のように残せている人も多いのです。

Q4 歯周病になる原因にはどんなことがありますか?

A4 歯磨き、生活習慣の乱れ、具体的には食生活が乱れやすい、徹夜が多い、お酒を飲む機会が多いなどです。

Q5 歯周病にはどんな症状がありますか?

A5 歯のぐらつき、出血、歯茎の腫れ、化膿などの症状があります。少しでも気になったら歯科にかかって頂きたいです。

Q6 20代でも歯周病になりますか?

A6 歯周病は一般的には40代以上の方の生活習慣病の一つとされていますが、20代の方でも歯周病が進んでいる方もまれにいます。例えば3歳くらいまでの食事を口移しでされていると親御さんの口の中の細菌が子どもにも移ってしまっていることがあり、もともとの細菌が多くなっていて歯周病になってしまうというケースはあります。

【メンテナンス】

Q1 自分できちんと磨いていれば歯医者さんには行かなくても良いですか？

A1 自分で長期間きちんと磨ける人はいませんので、歯医者に行かれた方が良いでしょう。

Q2 どのくらいの期間で歯医者さんの検診を受ければ良いですか？虫歯などがなくても行くべきでしょうか？

A2 虫歯のある・なしにかかわらず、歯科医院に行かれた方が良いですね。なぜなら、口の中に歯ブラシが届きにくい箇所があり、そこには汚れなどが溜まりやすく、虫歯や歯周病の原因原因になるからです。また、進行していても早めに発見する事ができます。理想は月に一度ですが、少なくとも三ヶ月に一度くらいのペースで行かれた方が良いです。

【痛みと怖さ】

Q1 歯の治療はなぜあんなに痛い、怖いと思ってしまうのでしょうか？

A1 痛いと感じてしまうのは緊張度と深い関わりがあり、強く痛みを感じるのは非常に緊張している時という方が多く見られます。緊張をとることで痛みを和らげる方法も普及してきています。

Q2 歯の治療の際に痛みを和らげる方法はどんなものがありますか？

A2 緊張すると痛みが強くなってしまうので、その緊張をとるためにリラックスさせる「鎮静法」があります。ガスを吸ってもらう「笑気ガス鎮静法」と、体内に点滴で鎮静薬を入れる「静脈内鎮静法」という二つが主な方法です。また、麻酔の際、昔に比べて針がずいぶんと細くなっているので痛みも出にくくなったと思います。

【噛み合わせ・咀嚼】

Q1 同じ方だけで噛んでいますが、良くないでしょうか？

A1 同じ側だけで噛んでいると、バランスが悪くなり、口が曲がったり顎関節に良くないので、同じ方だけでなく両方で噛みましょう。

Q2 歯を抜いても入れ歯にすれば同じように食べられますか？

A2 自分の歯がベストですから、同じようには難しいと思います。自分の歯を大切にしましょう。

【歯の色】

Q1 お茶やコーヒーで着色します。自分で防ぐ方法はありませんか?

A1 気になるようなら、なるべく飲むのを避けましょう。また、歯医者に行ってホワイトニングをしてもらいましょう。

【その他】

Q1 唾液がたくさん出るので困っていますが、どうしたらいいですか?

A1 唾液がたくさん出るのは良いと思います。

Q2 口内炎がいつもできてしまうのですが、なぜですか?

A2 栄養不足でも口内炎ができます。ビタミンやミネラルが足りないということも考えられます。

Q3 痛いのに何もしてもらえないことがありました。なぜでしょうか。

A3 恐らく、レントゲンを取ったり、視診、触診をして何も異常がなかったのだと思われます。削ると元に戻らないので、経過観察になったのでしょう。

Q4 歯医者さんに行こう!と思えるような気持ちの切り替え方を教えて下さい。

A4 歯医者に行くことを「営業成績が上がるかもしれない」、「キレイになれるかもしれない」、「嫌なものと立ち向かう」「困難を乗り越える」そんな気持ちに切り替えられると、歯医者に行こうと思えるようになると思います。

Q5 良い歯医者さんの選び方を教えて下さい。

A5

一口に歯医者と言っても得意分野がそれぞれにあり、虫歯の治療であったり、歯周病の治療であったり、入れ歯であったりと様々です。得意分野以外にも学んだところ、訓練したところ、開業して何年くらいか、口コミなど、インターネットでたくさんの情報を調べることができます。評判だけでなく、自分に合いそうかどうかを基準に選ぶことが大切です。

【歯と仕事・人生】

Q1 歯医者さんに行くと人生が変えられるというのはどういう意味ですか？

A1

「嫌だけど歯医者に行く」ことは「嫌なことを乗り越えた」ということと同じで、苦手なこと、嫌いなことを克服したと言うことができ、それは人生を豊かで楽しいものに変えてくれると思っているからです。

Q2 歯が気になり笑顔に自信がありません。どうしたら良いのでしょうか？

A2

ぜひ歯医者さんに相談して下さい。歯を治して口元に自信が持てるようになると、口を広げて明るく美しく魅力的に笑えるようになるので、好感度は上がり、自然に人生も変わっていくと思います。

Q3 歯と仕事とは関係が深いということですが、なぜでしょうか？

A3

歯を治して口元に自信がつくと、それがきっかけになり売上が上がったり出世できたという人もいます。人生を良く変えたい、仕事がうまく行くようになりたいと考えている人は、歯を治す事も選択肢の一つに入れてみても良いかと思います。

Q4 歯のメンテナンスができないと、印象は悪いでしょうか？

A4

虫歯をそのままにしていたり歯が汚れたままの人は、「自己管理能力がない」と評価されてしまうことがあります。やはり印象も悪くなるでしょう。もし歯医者が嫌でも「自分のために」と思える人は、困難を乗り越えようとする意思の強い人と言えますし、しっかり働きたいから「歯医者に行く」と思える人は、目標を持って取り組める人と言えます。検診も定期的に行ける人は、「何においてもきちんとしている人」、という印象を与えます。

噛み合わせ

上顎（上のあご）と下顎（下のあご）の位置関係および上顎の歯と下顎の歯の関係を指します。

先ず、顎の関係についてお話しします。

頭の骨というのは、上顎は固定されて、下顎が動きます。下顎の自由度は高いのです。

この位置関係は通常、上顎が前方、下顎がやや後方に位置して噛んでいます。

確認してみてください。顔の側面を鏡に映すとわかりますよ。

時々、下顎が上顎よりも前に出た方を見かけます。これを反対咬合といいます。

歯の接触が良くない場合は手術にて改善する場合があります。

通常、噛み合わせとは一般的には、「いわゆる上顎の歯と下顎の歯の噛みあった状態」を指します。

理想的には、一方の歯の山と他方の歯の谷（溝）が合わさり、噛めるようになります。

虫歯を放置したり、歯周病が悪化したり、歯が無いまま放置すると、噛み合わせのバランスが崩れます。

特に、使いにくい入れ歯を長期に渡り使用していますと、顎の骨は削れて薄くなってきます。どんどん入れ歯が使いにくくなってしまいます。

口が曲がってきたと感じたり、「曲がってきた」と人に言われたりしたら要注意です。

さらに、噛む力が偏るため、強く当たる歯が痛くなる場合もあります。それでも放置すると「顎が痛くなる」、「口が開かなくなる」、といった状態になることもあるのです。なかには、肩や首、腰などまで痛くなる方もいます。

心当たりのある方は、早めに歯科医院を受診して下さい。

根管治療

歯の根元の部分の治療のことを指します。

通常、前歯で1本、奥歯で2～3本あります。

この中に、いわゆる「神経」が存在します。虫歯で痛くなると、これを除去するわけです。


内面は非常に複雑な形をしているので、簡単には治療できません。

また、細菌が深くまで入り込むと、そこで「膿の袋」を作ることがあるので要注意です。


治療が終わった後はここに歯の芯を立てて、被せものをするのが一般的です。

サプリメント

欧米人や日本人をはじめ、先進諸国の人々の生活は戦後、飛躍的に向上しています。

それに伴って、食事や栄養状態も確かに良くなりました。

しかし、体にとって大切なビタミンやミネラルが十分に摂取できているのか？と言うと、そうではありません。思っているよりも足りていないのです。


例えば、市販の野菜の栄養価は1980年代の約半分になっているのです。

40歳代の方であれば、子供の頃に、食べていた倍の量の野菜を取らないと、ビタミン不足になってしまうのです。

しかし、そうはなかなかできませんね。野菜でお腹が一杯になってしまいます。

これを補うのがサプリメントです。ビタミンA、ビタミンCなどの単体もありますが、現代人は全てにおいて不足していますので、マルチビタミンがお勧めです。


サプリメントの品質は多種多様です。

同じビタミンAだとしても、A社、B社、C社とも皆同じではありません。

体にはやはり高品質な方が良いですね。今は、色々な情報が手に入りますから、体に合うものをぜひ、お選び下さい。

あなたが幸せになるための習慣チェックリスト

各章のポイントを下記に抜き出してまとめています。
できそうなものから、ぜひやってみて下さい！

■歯医者に行き続けることができるようになる3つのポイント

①まずは歯医者に行ってみよう
②なぜ歯医者に行くのが嫌なのか？続かないのか？理由を考えてみよう
③歯医者の見方を変えてみよう

■夢を叶える3つのポイント

①まず少しでも動いてみる、人に会って相談してみる。
②継続できない、前に進めない理由を考えてみる
③見方を変えてみる

■不調を感じたら、意識して遺伝子のスイッチをオンに！
細胞を活性化することで体を正常な状態に戻そう

■気の流れをいつも良くするようにする

■めんどくさい病から抜け出すポイント
①めんどくさいというのは、単なる口癖と気づく
②口癖をやめ、イメージを変える
③自分はどうなりたいのか？自分のメリットは何か？をきちんと考えてみる

■本来の自分の希望や欲求と向き合い、
どんどんイメージをして意思を強固にしていけば、行動に移せるようになる

■先延ばし癖はやめて、すぐに行動するようにする

■感情に振り回されないようにする。思考をコントロールしよう

■毎日、1分鏡を見て、笑顔をつくる習慣にする

■病気に対して恐怖心を持たない！自分は健康であるというイメージを常にする

■否定的な言葉を使わないように日頃気をつける

■自分の内臓をねぎらう。自分の体は自分で大切に管理する

・お酒を控える

・遅い時間に食べ物を食べない

・腹7分にする

・睡眠不足な毎日にならないようにする

など

■あなたが信頼できる医師を持ち、歯の治療は自分で選択する

■なんとなく不快、心地良いという直観を大切にする

■ストレスに対処するには、常に中庸な状態を保つことで心の平静さを取り戻す。いつも良い面も探すし、悪い面も探す

■自分が思ったことは、100%実現すると信じる

■美の追求をすることで、心身を若返らせる

■コンプレックスの原因を探し、その原因を取り除く

おわりに

読者の皆様、最後までお読み下さいまして、心より感謝致します。

この本のきっかけとなりましたのは、私の数十年に渡る臨床体験から、「歯が変わると人生が変わる」というものを実感したからであります。

これは良い意味でも悪い意味でも事実です。

久しく会った時、「何か、あの人すごく綺麗になったね」と言われる人のほとんどが、歯をしっかりと治している人なのです。

逆に、「何か、ずいぶん老けたよね」と言われるほとんどの人は、歯が悪くなっているのです。

歯を治すと、よく噛める→食べられる→栄養がきちんと吸収できる→肌がキレイになる→自信が生まれる→姿勢が良くなる→若返る→素敵になるのです。

アンチエイジングのゴールデンスタンダードになります。

一方、歯を治さない人はどうでしょうか。

右のちょうど、逆をたどります。

良く噛めない→食べられない→栄養が吸収できない→肌が荒れる→自信がなくなる→背中が曲がる→老けるのです。

人間は、若返ろうとする努力しないと、どんどん老化の一歩をたどるのです。

流れに任せては、どんどん老け込んでいくのです。

これから、益々伸びるであろう、長寿の時代。我々が高齢者になった時、若々しく、自立して生きるのか、それとも老け込みながら、人の世話になりながら、ようやく寿命を全うするのか、どちらが良いでしょうか。

一時期、「ピンピンコロリ」という言葉が流行りました。全力でピンピンして生きて活動して、一気に最期を遂げるのです。

もちろん、これが全てではありませんが、一つの美学ではないでしょうか。

私は、読者の皆様に、若々しく元気で健康な人生を歩んで頂きたいと、熱望しております。

ぜひ、歯をキレイにして、素敵な人生を手に入れて下さい！

いつか、皆様にお会いできることを、心から楽しみにしております。

磯部知巳

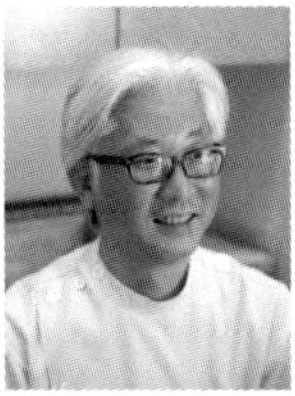

磯部 知巳（いそべ ともみ）

1962年　東京都出身
1981年　東京都立日比谷高等学校卒業
1987年　東京歯科大学歯学部卒業　歯科医師国家試験合格　歯科医師
1990年　東京医科歯科大学口腔外科学専攻科修了
1996年　東京医科歯科大学大学院博士課程修了　学位取得　歯学博士

臨床医として、大学付属病院で西洋医学を中心とした
ゴールデンスタンダードの診療を行う。
研究員として、主にエイジングの基礎的研究を行う。論文多数

［代表論文］
A Simple Assay Method for Bacterial Binding to Glycosphingolipids on a Polyvinylidene Difluoride Membrane after Thin-Layer Chromatography Blotting and in SituMass Spectrometric Analysis of the Ligands
Tomomi Isobe, Masaharu Naiki, Shizuo Handa, Takao Taki
Vol.236 No.1 35-40 1996 Analytical Biochemistry (Netherlands)

その後、一般臨床を通して、細分化された診療体系を統合し、
全身から歯科を診る方向性を目指す。

2005年　横浜市にてデンタルライフクリニック（歯科医院）開設
西洋医学と東洋医学を統合し生命力を向上させるための歯科治療を行う。

2012年　日本老年歯科医学会　認定医　指導医　専門医
咀嚼機能の回復を図り、元気と若さを取り戻す治療に粋を極める

2012年　気経絡調整師　資格取得
2013年　日本バイディジタル O-リングテスト医学会　認定医
人生のさらなる進歩発展を求め、
「美と健康」を追及する歯科診療を行っている。

◎ デンタルライフクリニック
http://www.dental-life-clinic.com/

先生、歯がキレイだと
人生もうまくいくのですか？

2015年7月2日〔初版第1刷発行〕

著　者　磯部　知巳
発　行　佐々木　紀行
販　売　株式会社カナリアコミュニケーションズ
〒141-0031　東京都品川区西五反田6-2-7
ウエストサイド五反田ビル3F
Tel.03-5436-9701　Fax.03-3491-9699
http://www.canaria-book.com

企画・編集協力　株式会社ワークスプランニング
印 刷 所　石川特殊特急製本株式会社
装　丁　福田　啓子

ISBN978-4-7782-0307-8 C0047

カナリアコミュニケーションズの書籍ご案内

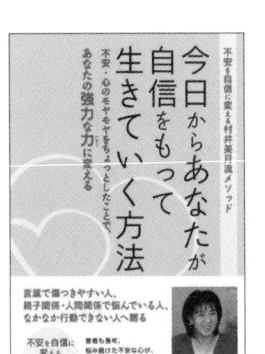

2014年3月7日発刊
価格　1300円（税別）
ISBN978-4-7782-0261-3

今日からあなたが自信をもって生きていく方法

村井　美月　著

言葉で傷つきやすい人、親子関係・人間関係で悩んでいる人、なかなか行動できない人へ贈る村井美月流“メソッド”。

著者も長年、悩み続けた不安な心が、これで解決！

かつての同じ経験をしてきた著者が不安を打ち消し、夢を実現させてきた村井美月流“メソッド”を一挙公開。

不安を自信に変えて夢を実現しよう。

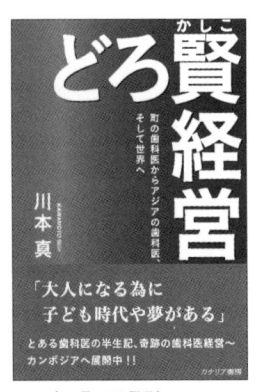

2014年3月10日発刊
価格　1300円（税別）
ISBN978-4-7782-0260-6

どろ賢経営

町の歯科医からアジアの歯科医、そして世界へ

川本　真　著

「大人になる為に子ども時代や夢がある」とある歯科医の半生記、奇跡の歯科医経営グループ年商11億、アジア展開をも睨む千葉県有数の医療集団を創り上げた川本真理事長の極意を伝える1冊。

自らの半生を振り返りながら、海星会十カ条を始めとする経営ノウハウ、医師として大切なこと、人として大切なこと、自らが現場で体感、実践、指導してきたことをあますことなく披露する。

歯科業界だけでなく、経営に携わるすべての人を成功に導く指南書。

カナリアコミュニケーションズの書籍ご案内

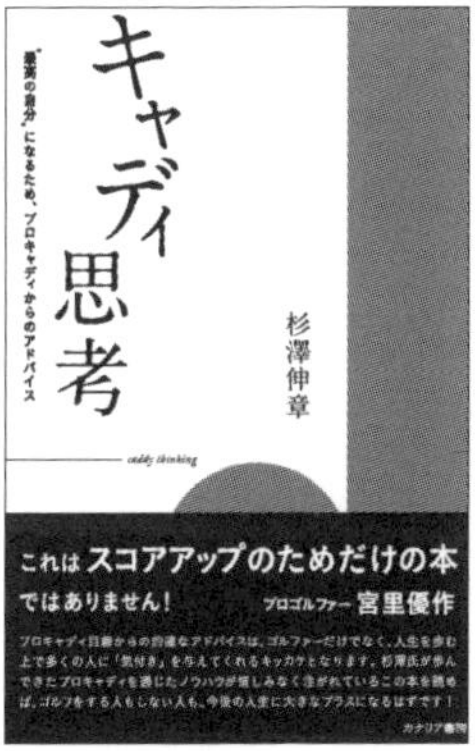

2014年8月25日発刊
価格　1300円（税別）
ISBN978-4-7782-0275-0

キャディ思考

“最高の自分”になるため、
プロキャディからのアドバイス

杉澤　伸章　著

プロキャディという仕事のまたの名は「気づかせ屋」。野球でいえば監督、サッカーでいえばボランチ（司令塔）。丸山茂樹ほか多数のプロゴルファーの活躍を支えた著者が、世の中に羽ばたこうとするすべての人に向けキャディ思考でアドバイスし、多くの「気づき」を与えてくれる1冊。

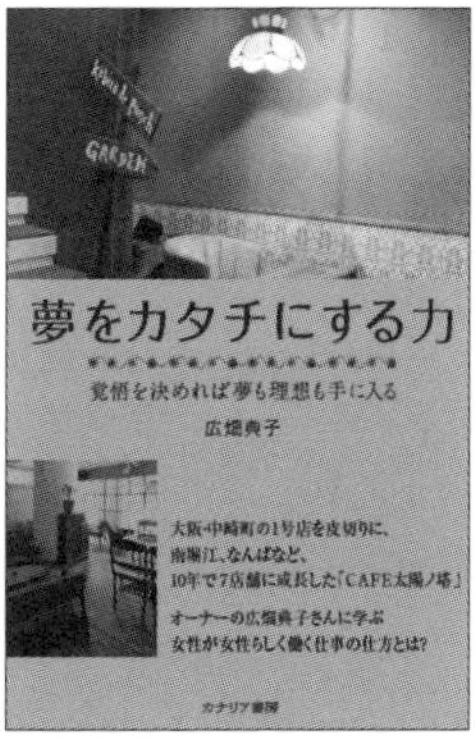

2014年10月15日発刊
価格　1300円（税別）
ISBN978-4-7782-0282-8

夢をカタチにする力

覚悟を決めれば夢も理想も手に入る

広畑　典子　著

若干24歳でカフェオーナーとなってやりたい仕事を実現した著者が伝えたいこと。

それは「夢を探すよりも大切なことがある」ということ。

カフェをしてみたい、やりたいことをやってみたい、転職しようか迷っている、このままで終わりたくない……、など未来に迷う若者に、「やってみよう！」と第一歩を踏み出す勇気と力を与える1冊。

カナリアコミュニケーションズの書籍ご案内

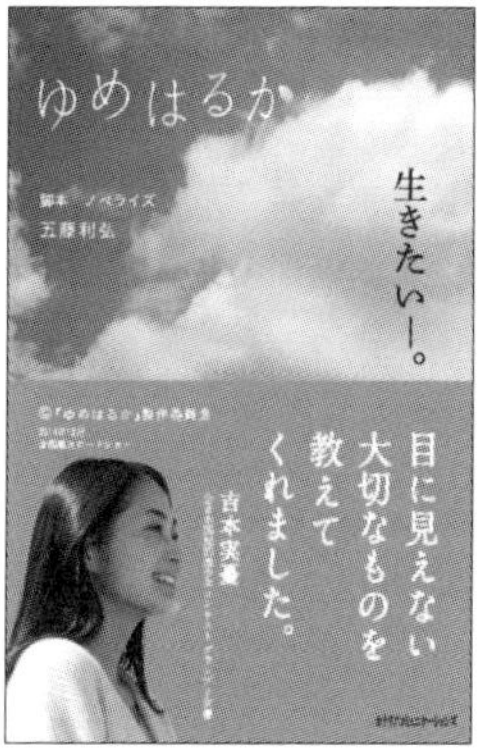

ゆめはるか

五藤　利弘　著

2014年12月全国順次公開の全日本国民的美少女コンテストグランプリ女優吉本実憂 映画初主演作映画『ゆめはるか』をノベライズ化。

小児がんに焦点を当て、病に向き合う人々の現実や、生きたいと願う人々の明日への希望を描いた作品。

命を紡ぎ、明日への希望へとつなぐ、温かな感動作！

2014年12月20日発刊
価格　1200円（税別）
ISBN978-4-7782-0289-7

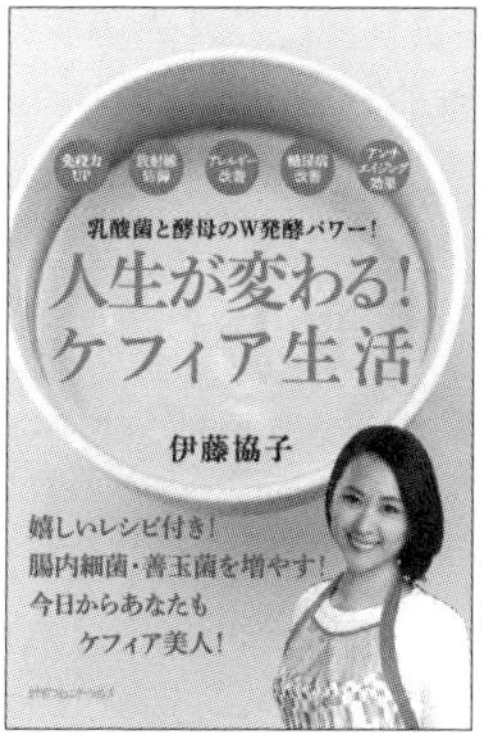

乳酸菌と酵母のW発酵パワー！

人生が変わる！ケフィア生活

伊藤　協子　著

アレルギーや虚弱体質に悩んでいる小さなお子さん・その親御さん、不妊に悩んでいる方、育児に頑張っている親御さんたちに、同じ悩みを克服した著者自身の体験をもとに、「ケフィア」の効果や活用法を紹介する。

体質改善・健康・美容に役立てて「ケフィア」の素晴らしさに気づく1冊。

2015年1月15日発刊
価格　1400円（税別）
ISBN978-4-7782-0293-4

カナリアコミュニケーションズの書籍ご案内

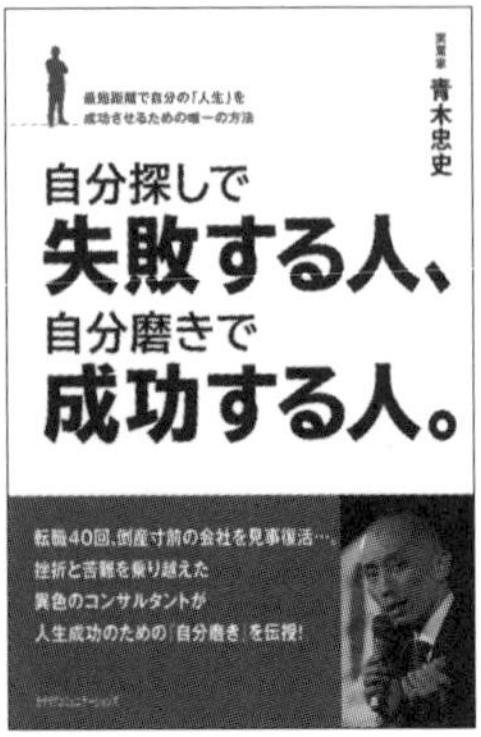

2015年1月20日発刊
価格　1400円（税別）
ISBN978-4-7782-0287-3

自分探しで失敗する人、自分磨きで成功する人。

**最短距離で自分の「人生」を
成功させるための唯一の方法**

青木　忠史　著

転職40回、倒産寸前の会社を見事復活…。

挫折と苦難を乗り越えた異色のコンサルタントが人生成功のための『自分磨き』を伝授!

人生は20代にどのように考えて生きるかによって決まる。

その岐路となる時期に、自分自身と向かい合い、有意義な人生、成功を実現する『自分磨き』を伝授!

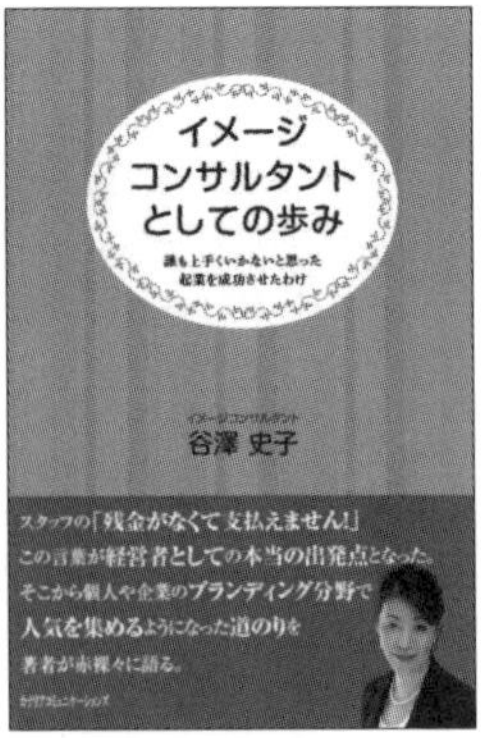

2015年3月15日発刊
価格　1300円（税別）
ISBN978-4-7782-0296-5

イメージコンサルタントとしての歩み

誰も上手くいかないと思った起業を成功させたわけ

谷澤　史子　著

不可能を可能に変える成功法。誰もが失敗すると思ったイメージコンサルタントとしての起業。

苦難のスタートから個人や企業のブランディング分野で人気を集めるようになるまでの道のりを著者が赤裸々に語る。

夢は叶うのではなく、夢に適う（ふさわしい）人間になった時に実現するもの。

そのための自分磨きとは。イメージコンサルタントで会社を経営することは不可能といわれた時代、それでも起業に踏みきり、苦難のスタートから成功するまでの著者の体験談とその手法を赤裸々に語る。